U0241485

严控血糖，远离并发症

张文高　焦明耀／编著

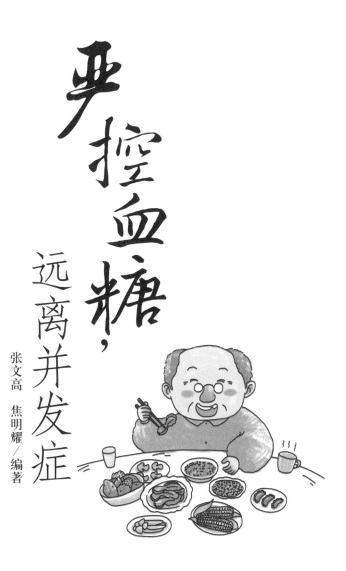

中国纺织出版社 有限公司

图书在版编目（CIP）数据

严控血糖，远离并发症 / 张文高，焦明耀编著. --

北京：中国纺织出版社有限公司，2021.4（2022.1 重印）

ISBN 978-7-5180-8144-8

Ⅰ. ①严… Ⅱ. ①张… ②焦… Ⅲ. ①糖尿病—防治

Ⅳ. ①R587.1

中国版本图书馆CIP数据核字（2020）第220482号

责任编辑：闫　婷　国　帅　责任校对：高　涵

责任印制：王艳丽

中国纺织出版社有限公司出版发行

地址：北京市朝阳区百子湾东里A407号楼　邮政编码：100124

销售电话：010—67004422　传真：010—87155801

http://www.c-textilep.com

中国纺织出版社天猫旗舰店

官方微博http://weibo.com/2119887771

北京通天印刷有限责任公司印刷　各地新华书店经销

2021年4月第1版　2022年1月第2次印刷

开本：710×1000　1/16　印张：12

字数：178千字　定价：49.80元

前／言

糖让人觉得甜蜜、精神放松、心情愉悦，但是，如果血液中的"糖"超出了正常值，就给身体带来"甜蜜的负担"——糖尿病！

糖尿病中的"糖"并非我们吃的糖，而是食物在身体里产生的葡萄糖。当我们体内产出的葡萄糖超过机体活动所需要的量时，身体便会启动调节机制，分泌胰岛素来安排葡萄糖的去向。如果饮食规律，喜欢运动，葡萄糖消耗得多，胰岛素的"工作"就比较轻松，身体对热量的摄入和消耗可以达到"收支平衡"的状态。但是，如果经常暴饮暴食，或者"饥一顿、饱一顿"，总是熬夜、宅着不动，身体里的葡萄糖就会越"攒"越多，使人变胖，也使得胰岛素忙得团团转。一台机器，如果长时间超负荷工作，很容易出现发热、磨损等问题，严重的甚至会"罢工"。胰岛素也是如此，长时间超负荷"工作"，很容易"累趴"下来，而过多的葡萄糖又消耗不动，使人血糖、尿糖水平升高，最终发展成糖尿病。

糖尿病本身并不可怕，可怕的是并发症——血糖长期维持在较高水平，可对血管、心脑、肝肾、皮肤、眼睛等造成严重的损害。

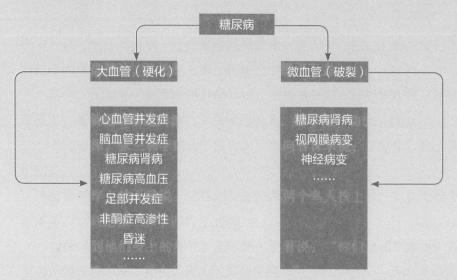

同时，糖尿病这个"敌人"很"狡猾"，它一开始并不会表现出明显的症状，等到发现确诊时，病情已经较为严重了。所以，我们要"知己知彼"，掌握糖尿病相关知识，恰当地进行生活管理，尽量远离它。

如果被糖尿病给"盯上"了，也不要惊慌失措，糖尿病并不可怕，只要管控得当，糖尿病人群的生活也能和正常人一样。那么，我们用什么来"降服"糖尿病呢？良好的心态＋管住嘴＋迈开腿＋合理用药＝糖尿病人的健康生活！要想调理好糖尿病、降低血糖值，生活得讲究起来：

哪些能做？哪些不能做？怎么做血糖更平稳？

平时体检、用药有哪些错误不能犯？

什么能吃？什么不能吃？怎么吃最能降血糖？

并发或合并了其他疾病，还需要注意哪些方面，用什么方法可以改善病情？

……

本书从糖尿病基础常识、生活起居、心理调节、诊疗用药、饮食调理、中医疗法、运动休闲、并发症防治等各个方面入手，用最简单易懂的方式，为糖尿病人群提供丰富的控制血糖的方法，让大家轻松地管理血糖、调理身体。希望每一位糖尿病人都能更好地控制血糖，享受到健康、快乐、高品质的生活！

张文高

焦明耀

2020 年 5 月

目／录

第五章

吃对食物，平稳降血糖…69

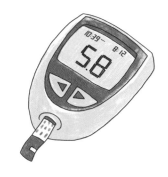

第六章

用对中药，让血糖降下来…129

第七章

合理运动，改善血糖…151

第八章
因人而异、对症调养、积极防治···163

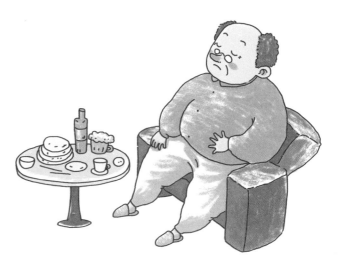

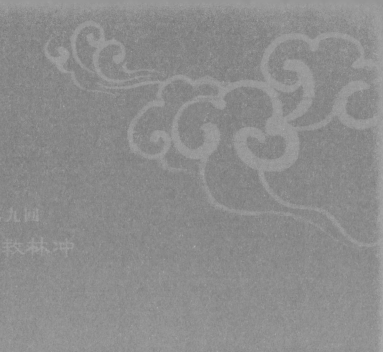

第九回

智深救林冲

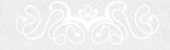

第一章

血糖可控可调，认清血糖是关键

"呀，我的血糖超出正常范围，

是不是就是糖尿病？"

糖尿病对健康的危害，

让许多人闻"糖"色变，

一有点儿风吹草动就胆战心惊。

其实，高血糖和糖尿病并没有那么可怕，

认清它们，

保持良好的心态，

积极治疗、调养，

平稳降糖不是梦。

不可不知的血糖基础知识

"知己知彼，百战不殆"，要控制好血糖，第一步就是揭开它的神秘面纱。

● 什么是血糖

人们从食物中摄取碳水化合物后，经分解产生葡萄糖，葡萄糖进入血液后，称为血糖。血糖是供应人体生命活动的热量来源，所以血糖必须维持在一个正常范围，才能供应身体的需求。血糖高了或低了，都会影响到健康。

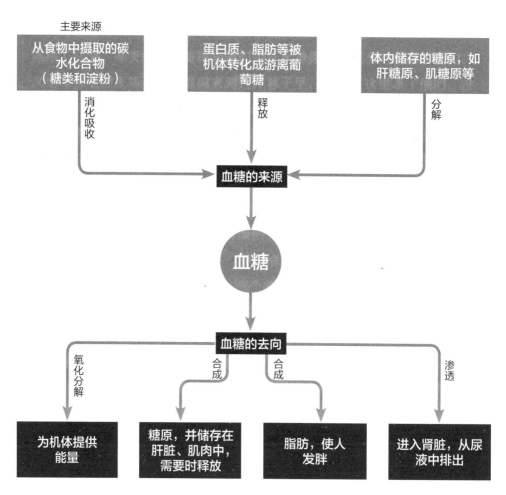

● 是谁在调节血糖

血糖主要来源于胃肠对食物的消化吸收，因而在餐前餐后，血糖会出现一定程度的波动：空腹时正常人的血糖水平相对较低，波动较小；进食后，随着胃肠的消化吸收，血糖逐渐升高；餐后随着人体脏腑组织器官对葡萄糖的消耗和利用，血糖又逐渐降低，恢复到餐前水平。

正常情况下，餐前餐后的血糖波动是保持在一定范围内的，之所以血糖能维持动态平衡，跟人体内的血糖调节机制密不可分。什么是血糖调节机制呢？简单来说，是以激素调节为主、神经调节为辅的结果。

◎ **激素调节血糖**：胰岛素是血糖的"管家"，当血糖升高时，会刺激胰岛素释放来降低血糖；当血糖降低时，身体会释放胰高血糖素、肾上腺素等激素来升高血糖。

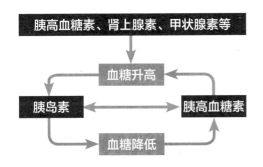

◎ **神经调节血糖**：血糖在一定幅度内的升降，可以调节食欲：血糖降低，身体得到的能量不够，就会发出信号，让人有饥饿感；进食后，食物被胃肠消化水解成葡萄糖，并吸收入血液中，使血糖升高，当血糖升高到一定程度时，身体又会发出"能量充足"的信号，使人有饱腹感而停止进食。随着人体对葡萄糖的利用、储存和消耗，血糖又一次下降……循环反复，从而使血糖处于动态平衡的状态。

● 血糖为什么会升高

一出现血糖升高，很多人想到的第一个原因就是糖尿病。其实血糖升高的原因有很多，糖尿病只是其中一个因素。

◎ **情绪变化或剧烈运动**：情绪起伏过大或剧烈运动时，身体会产生一种应激反应，影响到胰岛素的分泌，从而导致血糖波动。

◎ **不良饮食习惯**：饮食过量、暴饮暴食，嗜吃高糖食物，也会使血液中游离的葡萄糖增多，使血糖升高。

◎ **环境因素：** 突然受寒冷刺激，人体会启动自我保护机制，分泌肾上腺素，以加速糖原分解，从而导致血糖升高。

◎ **餐前低血糖：** 餐前出现低血糖，比如心慌、乏力、多汗等，身体会出现一种保护性的反应，启动血糖调节机制，释放胰高血糖素、肾上腺素等，使血糖升高。

◎ **胰岛素不足：** 糖尿病、胰腺炎、病毒感染等导致胰岛分泌胰岛素功能降低，血糖动态平衡被打破，不能被及时分解和利用，就会导致葡萄糖在血液中堆积，从而造成血糖升高。

◎ **药物刺激：** 某些药物可能会影响到糖分的代谢或胰岛素的分泌，服用后可能引起血糖波动，出现血糖升高的情况。因而用药一定要遵医嘱。

◎ **肝肾功能下降：** 肝、肾负责解毒和代谢，如果它们出现了问题，也会影响到糖类的代谢，从而打破身体里的血糖动态平衡，导致血糖升高。

● 血糖升高"有迹可循"

人体是一台非常精密的机器，但任何一个部件出现了问题，哪怕是一些小症状，都会留下痕迹。例如，当血糖升高时，大多数人身体可出现如下"痕迹"：

痕迹1：浑身乏力

身体疲惫乏力的原因有很多，但如果一整天都觉得很累，身上没有力气，尤其是下半身、腰部膝盖、两个小腿特别没力气，那就要注意了，可能是因为血糖升高，使身体对热量的吸收和利用不足引起的。

痕迹2：总觉得很饿

血糖升高后，人更容易觉得饿。这主要是因为体内糖分随尿液排出，不能被人体利用，从而使身体大量葡萄糖丢失，导致细胞能量不足，继而向大脑传递"缺糖"的刺激信号。大脑接收到这个信号后，又继续向外传递，所以人就总觉得饿。

痕迹3：频繁小便、多尿

血糖升高后，人不仅上厕所的次数增多，尿量也随之增加，而且尿渍发白、发黏。这是因为血糖超过了正常水平，身体为了保护自己，不得不通过尿液排出多余的糖分，于是使人尿的次数和量变多起来了。

痕迹4：容易口渴

尿的次数和量增多后，人身体里的水分流失也多。当体内的水分流失较多时，会引起大脑口渴中枢的兴奋而产生口干、口渴以及想要喝水的生理现象。

痕迹 5：食量变大但人却瘦了

血糖偏高时，机体对葡萄糖的吸收利用率下降，致使葡萄糖从尿液中排出，于是机体只好通过分解脂肪、蛋白质来提供能量，这样会出现脂肪分解增多、蛋白质负平衡的情况，时间长了，人就会慢慢变得消瘦、乏力。

痕迹 6：脾气不好

血糖出现异常，身体最诚实，会让人出现各种不舒服的症状，而身体上的不适又会"连累"情绪，让人的脾气变差起来。

● 长期血糖升高的后果

血糖一旦升高，长时间降不下来，身体会连续受到这些伤害：

◎ **视力下降、眼部疾病：**长期高血糖，造成视网膜微血管损害，出现视力降低、视物模糊的情况，这也是糖尿病性视网膜病变发生的原因之一。

◎ **免疫力低下：**血糖长时间偏高，可破坏人体免疫平衡，导致免疫功能下降，使伤口的修复能力减弱。

◎ **机体脱水，甚至昏迷：**大量葡萄糖随尿排泄，可引起渗透性利尿，导致机体脱水，而大量脱水又可影响大脑功能，严重的甚至发生昏迷。

◎ **损伤心脑血管：**血糖升高之后，不仅血液黏稠度升高，血管也会变得狭窄、脆、弹性降低，这些因素可导致血流不畅、血管堵塞，长期发展下去可导致脑梗死、中风。

◎ **损害肾功能：**血糖长时间"超标"，会影响到肾脏的排泄、代谢功能，使人出现手脚浮肿的症状。

◎ **危害神经系统：**血糖长时间超标可导致神经损伤，引发自主神经紊乱、末梢神经炎。血糖浓度升高也有可能导致周围神经损伤，让人手脚发麻。

◎ **反复感染：**血糖升高，尿路和阴道内糖分水平随之升高，这恰是细菌和真菌生长繁殖的温床，所以如果反复尿路感染，或女性反复阴道感染，就要赶紧检查血糖水平。

◎ **代谢紊乱：**血糖水平长时间维持在较高的水平，还可打破身体代谢平衡，导致代谢紊乱，引发糖尿病、高脂血症、肾病等多种代谢疾病。

血糖和糖尿病的关系及糖尿病诊断标准

血液中血糖浓度的数值就是血糖值。在正常情况下，血糖值的上升与下降是在一定范围内浮动的，超出这个范围，就容易影响人体代谢，其中糖代谢出现紊乱，就可导致糖尿病。

● 血糖高 ≠ 糖尿病

高血糖虽然是糖尿病的主要判断标准，但两者之间并不能完全画等号。高血糖这个异常的指标所释放出来的信息主要有 3 种类型：

信息1：生理性血糖升高

在上一个小节中提到，导致血糖升高的因素有很多，如情绪变化、剧烈运动、环境因素、药物刺激等，都有可能造成应激激素增多、糖耐量下降、血糖升高等暂时性的血糖波动。如果出现上述明显的诱因，且没有糖尿病家族史、空腹血糖没有问题，往往不用太紧张，一般应激因素消失后，高血糖的情况就会自然好转。

信息2：糖尿病前期

进行血糖监测时，如果你的空腹血糖高于6.1毫摩尔/升、小于7.0毫摩尔/升，或者餐后2小时血糖高于7.8毫摩尔/升、小于11.1毫摩尔/升，表示已经有空腹血糖受损或糖耐量异常了，需要引起重视，及时调整生活、饮食方式，避免被糖尿病"收编"。

信息3：糖尿病

当你的空腹血糖值≥7.0毫摩尔/升，或者餐后2小时血糖值≥11.1毫摩尔/升，并且糖化血红蛋白HbA1c≥6.5%，基本上可以确定是糖尿病了。

注：2011年，世界卫生组织（WHO）建议在条件具备的国家和地区采用HbA1c诊断糖尿病，诊断切点为HbA1c≥6.5%。

● 糖尿病的判断标准

糖代谢状态分类（WTO1999）		
糖代谢分类	静脉血浆葡萄糖（毫摩尔/升）	
	空腹血糖	糖负荷后2小时血糖
正常血糖	<6.1	<7.8
空腹血糖受损（IFG）	≥ 6.1, <7.0	<7.8

糖代谢分类	静脉血浆葡萄糖（毫摩尔／升）	
	空腹血糖	糖负荷后 2 小时血糖
糖耐量异常（IGT）	<7.0	≥ 7.8，<11.1
糖尿病	≥ 7.0	≥ 11.1

糖尿病的诊断标准	
诊断标准	静脉血浆葡萄糖（毫摩尔／升）
典型糖尿病症状（烦渴多饮、多尿、多食、不明原因的体重下降）加上随机血糖或加上	≥ 11.1
空腹血糖或加上	≥ 7.0
葡萄糖负荷后 2 小时血糖无典型糖尿病症状者，需改日复查后确认	≥ 11.1

注：
① 糖负荷后2h血糖、葡萄糖负荷后2小时血糖：常指餐后2小时血糖。
② IFG、IGT：统称为糖调节受损，也称糖尿病前期。
③ 空腹状态：指至少8小时没有进食。
④ 随机血糖：指不考虑上次用餐时间，一天中任意时间的血糖，不能用来诊断空腹血糖异常或糖耐量异常。

● **高血糖与糖尿病的"怪圈"**

糖尿病是一种以高血糖为特征的代谢性疾病，其是由于遗传、不良生活方式、肥胖以及精神刺激等因素相互作用，引起胰岛素分泌不足而导致的糖代谢功能失调。

糖尿病的形成和发展，是长期高血糖得不到控制的结果，而糖尿病又会反过来影响血糖的控制，加重高血糖对人体的损伤，形成恶性循环。

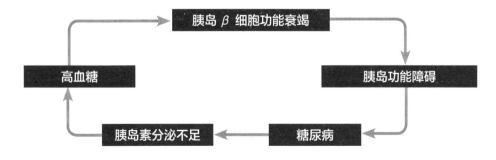

● **糖尿病的高发人群**

糖尿病的病因和发病机制至今尚未完全搞清楚，但是目前至少可以确定引起糖尿病的原因有以下几个方面：遗传因素、饮食结构、运动量不足、肥胖、妊娠、病毒感染、精神因素、自身免疫、化学物质与药物伤害等。我们可以根据这些因素，自我检测自己是否属于糖尿病高发人群，并积极最好预防措施。

◎ **有糖尿病家族史的人**：特别是父母、同胞兄弟姐妹患有糖尿病者，要提高警惕，注意预防。

◎ **高血压和血脂异常者**：高血压、高血脂是糖尿病最常见的并发症，也是形成和加重糖尿病的危险因素。

◎ **吸烟和过量饮酒者**：长期吸烟或经常过量饮酒，可破坏肝肺等脏腑以及心血管健康，还会破坏人体免疫力，增加罹患糖尿病的风险。而糖尿病患者吸烟，对病情控制来说是雪上加霜，有害无益。

◎ **缺乏运动着**：经常久坐不动的人，热量消耗低，可使脂肪堆积而导致肥胖、影响胰岛功能。

◎ **肥胖者**：肥胖可造成胰岛素抵抗，导致葡萄糖摄取和利用的效率下降，使胰岛素过多分泌，从而造成胰岛细胞不堪重负而发生功能衰竭，引发糖尿病。

◎ **长期紧张焦虑者**：长期压力过大、精神紧张焦虑，也有可能影响到胰岛功能，继而引发糖尿病。

◎ **中老年人**：年龄 ≥ 45 岁，长期生活工作压力大、不经常运动、热量摄入过多者，很容易被糖尿病"收编"，这类人群需要调整生活方式和心态，积极预防糖尿病。

◎ **有妊娠糖尿病史者**：年龄 ≥ 30 岁的孕妇，以及有妊娠糖尿病史、生产后血糖恢复正常的女性，比一般女性要更容易被糖尿病盯上。

◎ **长期服用糖皮质激素、利尿剂等特殊药物者**。

糖尿病的主要类型

糖尿病主要有如下类型：

● **1 型糖尿病**

1 型糖尿病又称"胰岛素依赖性糖尿病"，主要因胰岛素分泌缺乏且胰岛功能低下造成，必须依赖外源性胰岛素补充以维持生命。

1 型糖尿病的发生，主要与遗传因素、自身免疫缺陷、病毒感染等有关。环境因素、不合理饮食、缺乏锻炼容易引起肥胖，从而导致糖尿病的发生。

● **2 型糖尿病**

2 型糖尿病又称"非胰岛素依赖性糖尿病"，多因胰岛功能减弱、体内胰岛素相对缺乏所致，90% 的糖尿病患者都属于 2 型糖尿病。2 型糖尿病可通过口服降糖药、饮食调理、运动锻炼等方式控制血糖。

2 型糖尿病的发生，除了与遗传因素有关，年龄增大、肥胖、不合理饮食、缺乏运动，尤其是经常喝碳酸饮料、吃高热量高脂肪食物等也是重要诱因，有"将军肚"而身体其他地方瘦的人更易被糖尿病盯上。

1 型糖尿病 vs 2 型糖尿病		
	1 型糖尿病	**2 型糖尿病**
发病年龄	多在青少年时期发病	多在 35 岁以后发病
病情特点	发病比较急，病情也比较重，常有吃得多、喝得多、口渴、消瘦等十分明显的症状，严重的甚至出现酮症酸中毒。也有部分 1 型糖尿病是缓慢发展而成的，如成年 1 型糖尿病	病情比较缓和、隐蔽，症状不明显，有些患者是在健康体检时发现
治疗特点	终身依赖于外来胰岛素治疗，以使血糖保持平稳。如果治疗不及时，极易导致酮症酸中毒而威胁生命	可通过服用药物刺激胰岛素分泌。但也有部分患者到后期需要使用胰岛素治疗

● **妊娠糖尿病**

女性在怀孕期间患上的糖尿病被称为妊娠糖尿病。有的患者在分娩之后糖尿病自动消失，也有将近 30% 的妊娠糖尿病患者在分娩之后发展为 2 型糖尿病。

妊娠糖尿病的发生与激素分泌有关，尤其是绒毛、胎盘多种分泌激素增加，导致胰岛素抵抗，从而引发糖代谢异常。另外，遗传因素、吃得太多太好、肥胖、高龄怀孕等，都有可能诱发妊娠糖尿病。

● **其他特殊类型糖尿病**

其他特殊类型的糖尿病包括：由明确病因引起的继发性糖尿病，以及基因缺陷、不当使用药物及化学品、感染等原因所引起的各种糖尿病。有些特殊类型的糖尿病可随原发疾病的治愈而缓解。

糖尿病的典型症状："三多一少"

　　糖尿病的典型症状为"三多一少"，"三多"即多尿、多饮、多食，"一少"为体重减轻。患者多表现为：疲乏，倦怠，尿量增多，口渴，饮水量增加，易饥饿，饭量增加，但是体重减轻。

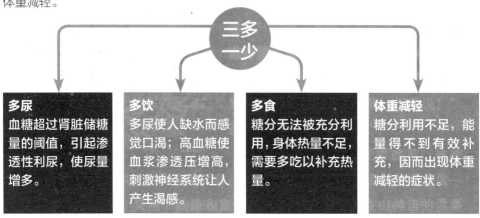

多尿
血糖超过肾脏储糖量的阈值，引起渗透性利尿，使尿量增多。

多饮
多尿使人缺水而感觉口渴；高血糖使血浆渗透压增高，刺激神经系统让人产生渴感。

多食
糖分无法被充分利用，身体热量不足，需要多吃以补充热量。

体重减轻
糖分利用不足，能量得不到有效补充，因而出现体重减轻的症状。

● "三多一少"就是糖尿病吗

　　糖尿病的典型症状是多饮、多食、多尿、体重减轻，但出现这些症状却不一定就是患上了糖尿病。如体能消耗大时，会出现多食；减肥和夏季食欲不振时也会出现体重减轻等。患某些疾病也会出现多饮、多尿症状，如慢性肾脏疾病等。

　　因此，在出现"三多一少"的症状时，不要盲目判定是糖尿病，而应到医院做详细的检查，以便对症治疗。

● 没有"三多一少"就不是糖尿病

　　有的人认为，"三多一少"是糖尿病的典型特征，没有说明没事。其实并不是所有的糖尿病患者都有明显症状，例如有

的人对高血糖不敏感，血糖虽然已经很高了，但身体上没有什么感觉；有的人肾阈值升高了，虽然已经属于糖尿病，但多尿的症状并不明显。因此，没有明显症状并非安然无事。建议 35 岁以上的中年人，以及糖尿病高危人群，要定期体检，做到早发现早控制。

● 糖尿病与"一少"、肥胖的关系

　　有的人突然变得能吃能喝，体重不增反降，身形也变得消瘦起来，原以为是减肥了，结果一检查是糖尿病。这种情况，大部分出现在 1 型糖尿病患者身上。因为胰岛素缺乏，人体不容易储存能量，所以会体重下降、身体变得消瘦。

与 1 型糖尿病不同，2 型糖尿病体形胖瘦都有，其中多数有肥胖或超重的情况。这是因为胰岛功能减弱，糖代谢异常，使糖分积累于人体而引发肥胖。而肥胖者常伴有血脂异常，游离脂肪酸增多，易形成胰岛素抵抗而影响到血糖控制，因此减肥也是治疗糖尿病的一种手段。

不控好血糖的后果——可怕的并发症

都说糖尿病并不可怕，可怕的是并发症。那么，常见的糖尿病并发症有哪些类型，是怎么引起的呢，它们与糖尿病又有什么关系？

急性严重代谢障碍

急性严重代谢障碍是指糖尿病酮症酸中毒和高血糖高渗状态，可能会危及生命。其发病原因主要与血糖过高有关：糖尿病患者若胰岛素重度缺乏，升糖激素不适当升高，就会导致血糖过高，从而引起糖、脂肪和蛋白质代谢紊乱，导致机体水、电解质和酸碱平衡严重失调，从而引发急性严重代谢障碍。

感染性并发症

若血糖长期得不到控制，可对胰岛细胞造成损害，出现代谢紊乱、微循环障碍，抗感染和修复能力下降，所以容易反复感染病菌。另外，糖尿病患者血液和组织液中的葡萄糖浓度增高，是良好的微生物培养基，容易诱发病原体感染。因此，糖尿病患者常容易发生疖、痈等皮肤化脓性感染，并反复感染，经久不愈，严重时甚至可能会危及生命。如果血糖长期控制不佳，上述情形会更加严重。

慢性并发症

慢性并发症可累及全身各个重要器官，引发冠心病、高血压、肾病、眼部并发症、糖尿病足、糖尿病皮肤病变、神经病变、糖尿病性阳痿、糖尿病高脂血症等症。

糖尿病慢性并发症的发生，与长期血糖增高密切相关：高血糖可使血液黏稠度增加，更容易造成血液垃圾黏附在血管壁上，造成血管堵塞、硬化。再加上高血压、高血脂、高尿酸等因素，可加快血管老化和堵塞的速度，最后发生病变。

为了避免上述并发症的发生，糖尿病患者需要合理饮食、科学运动，积极配合医生，遵医嘱服用降糖药物或使用胰岛素，定期监测血糖，控制好血糖。

血糖控制得太猛，小心低血糖

老吴今年 65 岁，退休前是单位的会计，凡事都认真、细心、力求完美。自从 5 年前诊断出糖尿病之后，老吴就发誓要把血糖控制到最好。于是，他严格执行"管住嘴，迈开腿"，天天水煮青菜，几乎不吃肉，散步、慢跑、打太极拳一个都不落，药量也几乎到了最大值，血糖控制堪称完美！然而，有一天老吴却晕倒在家中，家人叫来了 120，结果一检查却是低血糖。老吴很纳闷：严格控糖也是错？

生活中很多糖尿病患者跟老吴一样，跟高血糖较上了劲儿，认为把空腹血糖控制在 6.0 毫摩尔 / 升以下、餐后血糖控制在 8.0 毫摩尔 / 升以下才是理想状态。殊不知控糖控得太猛，容易发生低血糖。

糖尿病一般人群，可参考 P18 "血糖监测与控制标准参考值"，将血糖控制在良好或理想范围。但在生活中，血糖控制需要因人而异，根据患者的年龄、发生低血糖风险大小、是否存在严重的并发症等具体情况而定。

人群	控糖原则	控糖建议	说明
糖尿病儿童	适当放宽	餐前（包括空腹）血糖控制在 5.0~10 毫摩尔 / 升	儿童饮食可能不是很规律，活动量大，且缺乏低血糖的感知能力和应对手段，如果严格控糖，不仅容易发生低血糖，还有可能因营养摄入不足而影响生长发育，所以儿童血糖控制需要适当放宽
糖尿病孕妇	严格控糖	餐前、睡前血糖不超过 5.5 毫摩尔 / 升；餐后 1 小时不超过 7.8 毫摩尔 / 升；餐后血糖不超过 6.6 毫摩尔 / 升	高血糖对孕妇及胎儿均可造成不良影响，所以糖尿病孕妇需要严格控糖，尽可能维持在正常人水平
老年糖尿病人	适当放宽	空腹血糖不超过 8.0 毫摩尔 / 升；餐后 2 小时不超过 12.0 毫摩尔 / 升 空腹血糖不超过 8.0 毫摩尔 / 升；餐后 2 小时不超过 11.0 毫摩尔 / 升	老年人对低血糖敏感性较低，容易发生"无症状性低血糖"，可在没有明显低血糖先兆的情况下陷入昏迷，严重的还可能诱发脑卒中和心肌梗死，因而老年糖尿病人血糖控制应比一般人群相对宽松
有严重并发症的糖尿病患者	适当放宽		有严重并发症的糖尿病患者，血糖波动大或发生低血糖对病情控制不利，因而在血糖控制上也宜适当放宽

第二章

注意起居细节，控制血糖

血糖非常敏感，

睡眠、运动、饮食等，

甚至情绪的变化都有可能引起血糖波动，

因此糖尿病人群需要注意日常起居的方方面面，

了解生活中对血糖控制有影响的各种细节，

才能趋利避害，

稳定血糖，

避免糖尿病进一步伤害身体。

"讲究"生活细节，血糖平稳不乱"动"

糖尿病患者宜每天按时睡觉、按时起床，不要因为工作、学习、家庭等方面的原因而破坏正常的起居习惯。起居不规律，很容易使血糖失去控制，还可能诱发其他并发症。

● 熬夜，血糖伤不起

熬夜不仅会导致睡眠不足，还会引起心理应激反应，二者都会刺激大脑皮层，引起大脑皮层活跃、下丘脑交感神经中枢兴奋，使儿茶酚胺分泌增加，导致血液中的胰高血糖素含量升高，肾上腺素及去甲肾上腺素分泌增多，从而引起血糖升高、机体的抵抗力下降等不良情况，诱发多种疾病。因此，糖尿病患者每天要保证睡好、睡够。

◎ **保证充足的睡眠时间：**一般情况下，每天应保持 7 小时以上的睡眠时间，中午可以午休 1 小时左右。可根据自身体质特点进行适当调整，以睡眠充足却不过分、醒后有精神且不疲惫为宜。

◎ **创造良好的睡眠环境：**舒适、安静、通风良好的环境，高低软硬合适的枕头和床铺等，均能帮助快速、安稳地入眠，保证睡眠质量。

● 按时起床，避免血糖波动

糖尿病患者每天早上应按时起床，合理食用早餐，遵医嘱用药，避免因起床太晚不能按时用药和吃早餐带来的危害。

◎ 注射胰岛素治疗的患者，如果早晨没有按时起床服药吃饭，会打乱白天一整天的血糖规律，引起血糖明显升高。而血糖波动，会加重患者的肾脏负担，增加血管损伤。

◎ 早晨不按时起床，可能会引起低血糖反应，特别是使用中长效胰岛素的患者，早晨不及时起床吃饭，在前一天晚上注射的药物作用下，很容易引发低血糖。另外年纪较大的患者，在睡眠中如果出现低血糖，可能会导致昏迷，严重时还会危及生命。

如果实在不能按时起床时，应提前做好应对措施，如果出现不适，要及时就医。

● 与烟酒、饮料的相处之道

烟酒、饮料是日常生活中常见的物品，但糖尿病患者与它们产生"交集"时却需要慎之又慎。

尽量戒烟、远离酒精

香烟中的去甲烟碱，以及燃烧时产生的有害物质如尼古丁、一氧化碳、焦油等，可损害胰腺功能，导致胰岛素分泌减少，还可刺激肾上腺素分泌，导致血糖和血压升高。因此，吸烟的糖尿病患者应把戒烟当成一项任务，在医生的指导下循序渐进、科学地完成它。同时，日常生活中也应注意防范二手烟，尽量远离吸烟场所。

处于饥饿状态和注射胰岛素的糖尿病患者，过量饮酒容易导致低血糖。长期饮酒还可能引起血脂升高，使动脉硬化，引发高脂血症、脂肪肝等症，增加心脑血管疾病的患病率。因此，病情严重的患者不应饮酒，血糖控制良好的患者也要严格控制饮酒，每周饮酒不宜超过 2 次，不能饮用烈性酒，且每次饮酒摄入的酒精量不宜超过 10 克。

糖尿病人尽量少喝饮料

汽水、果酒、果醋、果汁、奶茶等饮料大多口感很好，有些以"健康"、"营养"作为卖点，但实际上，这些饮料大多所含营养低，热量高，对控制血糖不利。如一罐可乐约含 200 千卡热量。如果每天喝一罐，若想保持每日摄取的总热量不变，就要相应地减少 200 千卡热量的食物，既容易造成饥饿感，也容易引起血糖升高，加重病情。

建议糖尿病患者平时宜以白开水为"饮料"。如果嘴馋了，想喝饮料，也要注意查看饮料的配料表，选择相对健康的饮料，适量饮用，切不可过度。

● 注意个人卫生，避免感染

糖尿病涉及范围极广，不仅对机体器官、组织、细胞等产生病理影响，还会引起口腔疾病和皮肤病变，所以糖尿病患者要注意个人卫生，避免感染。

注意口腔健康

口腔里的细菌或炎症，也有可能影响血糖的控制，因而糖尿病患者平时要注意口腔的卫生与健康。

◎ 患有龋齿、牙周炎、口腔溃疡等口腔疾病的，要注意一定要及时就医。

◎ 平时应多注意口腔卫生，少吃辛辣酸咸的食物，以免刺激口腔黏膜，引发口腔疾病。

◎ 每天至少要早晚各刷一次牙，刷牙要使用软毛牙刷，饭后要漱口。

◎ 若需拔牙或进行牙科治疗时，需先进食，并检测血糖，以免治疗后因暂时不能进食而出现低血糖。

注意皮肤的清洁与保护

皮肤感染是比较严重的糖尿病并发症，护理不当或失治、误治都可能会致残。因此，糖尿病患者要做好日常卫生防护，以免感染。

◎ 保持双手的清洁卫生，清洁后最好用温和的油剂或润肤乳液涂抹，以润滑和保护手部，避免手部因干燥而裂口。

◎ 保持皮肤清洁干燥，平时要注意适当按摩皮肤，以促进皮肤良好的血液循环。

◎ 选择通透散热好的材质的衣服，勤换洗，不穿脏污的内衣裤，养成用温水勤清洗私密处的习惯。还要勤洗澡，保持皮肤干爽清洁。

● 洗澡，也是一门"学问"

洗澡是我们每天都要做的事情，但对于糖尿病患者来说，洗澡也有注意事项。

注意事项1：忌空腹洗澡或运动后立即洗澡

空腹洗澡容易出现低血糖症状，伴有头晕、心慌、多汗等不适感，甚至出现昏厥、休克。一般以晚饭半小时后，血糖水平相对稳定时洗澡为宜。

运动会消耗热量，因此，运动后也不宜立即洗澡，最好休息半小时，适当补充水和食物，确定没有低血糖的情况下再洗澡。另外，洗澡后如有饥饿感，应少量进食。

注意事项2：洗澡时要防皮肤损伤

洗澡时要注意，不要用力搓洗皮肤，以免损伤皮肤。洗澡后应仔细检查身体各部位有无破损、烫伤，尤其是下肢、足底等不宜察觉的部位。如有烫伤或破损，应及时就诊，以免感染加重。

注意事项3：不要泡热水澡

糖尿病患者泡热水澡，存在许多危险，如水温过高时，可因蒸发和出汗而使体内水分流失，导致血液浓缩，血糖升高，情况严重者可能会诱发脑梗死。因此，糖尿病患者不宜泡热水澡，应以温水洗浴为宜。另外，年纪大或病情控制差的患者洗澡时，最好有人陪同，以防滑倒或发生其他意外状况。此外，糖尿病患者易发生周围神经病变，温度敏感度下降，容易被烫伤。

● 保护好双脚，预防糖尿病足

糖尿病患者由于高血糖的影响，末梢神经变得迟钝，有时脚上有伤口也不会有感觉。但是，如果脚部伤口不能及时处理，则容易感染，严重时可能会引发糖尿病足。因此，糖尿病患者要注意保护好自己的脚。

每天都要做足部检查

糖尿病患者每天都要给足部做"体检"，仔细检查足部有无伤口，如果发现伤口，应及时处理，避免发生感染。

不要光脚走路

糖尿病患者不要光脚走路，光脚走路时如有异物将脚碰伤或划伤，自己不易察觉，伤口得不到及时处理，很容易感染细菌而导致炎症。

冬季注意足部保暖

糖尿病患者冬季足部容易出冷汗，这时可先用40°温水清洗足部，擦干后穿上舒适的纯棉鞋袜，以给足部保暖。

选择合适的鞋子

想要保护好足部，就要选择合适的鞋子。糖尿病患者在选择鞋子时，宜选择较为宽松的平底鞋，鞋头太挤或选高跟鞋都可对足趾造成压力，影响血液循环，甚至造成挤伤或出现水泡。同时，应选择透气性良好的鞋，如皮革或帆布鞋，以减轻足部出汗的情况，降低足部皮肤过敏及感染的危险。糖尿病患者还要经常检查鞋子的完整性，如果发生破边、裂痕、断裂，应该及时修补或换鞋，以免损伤足部。

● 保护眼睛，预防眼底病变

眼部病变是糖尿病最常见的慢性并发症之一，一旦发生糖尿病眼病，很可能会导致视力减退甚至失明。因此，糖尿病患者在日常生活中要防止用眼过度，避免眼部感染及受伤。

◎ 控制好血糖和血压，避免血糖升高而进一步损伤眼底血管，而血压升高则会使眼底出血。

◎ 定期去医院做眼部检查，如发现眼睛不适，应及时去医院检查、治疗。

◎ 谨遵医嘱，合理用药。维生素和血管活性药物有助于控制病情，不少中药也有一定的疗效，可根据医嘱选择服用。

◎ 日常生活中不要用脏手揉眼睛、避免强光的照射、注意及时休息等，均有助于保护眼睛。

◎ 忌经常戴隐形眼镜。长期戴隐形眼镜容易引发角膜溃疡、结膜炎等症，是糖尿病并发眼部疾病的危险因素。

缓解压力，战胜血糖

控制血糖，除了药物、饮食及运动，一个好的心理状态也是十分重要的。如果压力过大或情绪波动过大，都有可能导致血糖失衡，使病情加重，因而防治糖尿病，克服不良情绪很关键。

● 压力与高血糖密切相关

现年 35 岁的小李是一家公司的公关经理，这两年是忙得团团转，负责的活动一个接一个，几乎没有停歇，而且每一个活动都让她耗尽了心力，这让她每一天都很焦虑，经常做梦都梦到工作的事儿。在最近一次单位的体检中，她检出了糖尿病。这让她吃惊不已："我没有糖尿病家族遗传史，平时也很注意饮食，身材又不胖，怎么会得糖尿病呢？"后来经过医生的问诊和分析，她才明白，自己患上糖尿病主要原因与她长期压力过大、一直紧张焦虑有关。

很多人不知道，紧张、激动、恐惧、抑郁等不良情绪，也是糖尿病的重要诱因。一个人如果长期处于过度紧张、压力过大的状态，会导致肾上腺素及肾上腺皮质激素分泌增多，增强交感神经的兴奋性，致使神经内分泌紊乱、代谢加快，加重身体各器官的负担和损害，久而久之就会导致血糖升高，胰腺功能受损，最后形成糖尿病。

对于糖尿病患者来说，情绪过于紧张、压力过大，会给病情控制带来不利的影响。

◎ 紧张焦虑会引起血糖波动，加重病情。

◎ 情绪紧张会增加脂肪分解的速度，使血液中的脂肪酸增多，可能引发糖尿病并发酮症，加重病情。

◎ 长期情绪紧张，会引起内分泌失调、脂肪重新分布，从而导致腹部肥胖，加重糖尿病病情。

因此，防治糖尿病，不仅要"管住嘴，迈开腿"，还要劳逸结合，适时排解压力，以保持心境平和、情绪舒缓。

● 寻找适合自己的压力排解方法

生活中充满各种压力，适当的正面压力能提高工作效率或激励竞争，但如果压力过大，会让糖尿病患者体内发生应激反应而引起血糖变化，导致病情加重。因此，糖尿病患者平时应找到合适的方法，以排解压力，舒缓情绪。

练字、画画，修身养性

习书作画能养神、练气。练习书画时要求全神贯注、意收丹田、不存杂念，同时还要保持呼吸与动作自然配合，着重腹式呼吸，能促进腹腔器官的血液循环，促进胃肠蠕动，改善消化功能。习书作画还可以提升个人素养、调节情绪，有助于改善糖尿病患者的不良情绪。

糖尿病患者可以选择自己喜欢的书画类型来练习，能做到深入研究最好，这样既能提升自己的欣赏水平，又能巩固兴趣爱好，提升生活情趣。当然，习书作画的目的是调节情绪、陶冶情操，如果患者没有多余的时间和精力来学习更深的技巧，不妨轻松随意一些，尽兴即可。

患者还可以将体育锻炼和学习书画相结合，一动一静，互为补充，充实生活，修身养性，对防治糖尿病有一定的作用。

听听音乐，缓解情绪

魏晋诗人阮籍曾说："乐者，使人精神平和，衰气不入，天地交泰。"聆听音乐，对于调节情绪很有助益。糖尿病患者如果精神过度紧张或疲劳，可以放松身体，采取一个自己觉得舒服的姿势（坐姿或睡姿），选择听一些轻松、美妙的音乐，或者是自己喜欢的音乐，让自己的情绪平静下来。

慢下来，让大脑放空

对于压力过大、经常紧张焦虑的人来说，生活节奏慢下来很有必要。当工作压力过大时，不妨给自己独处的空间，关掉手机，闭上眼睛，放空大脑，让大脑得到充分的休息。或者是在精神疲惫不堪时，立即听下手头的工作，让自己闭目养神，放松一下。

深呼吸，让心情缓一缓

当感觉身心疲惫时，可以做做深呼吸，让自己缓一缓。深呼吸要采用腹式呼吸，正确的方法为：吸—停（屏气一两秒钟）—呼。吸气时肚皮胀起、呼气时肚皮缩紧，可刺激胃肠蠕动，促进毒素排出，还能调节气血，增加肺活量。深呼吸的具体步骤如下：

1. 端坐在一张没有扶手的椅子上，两脚平放，大腿与地板平行，手自然垂放在大腿上。

2. 用鼻子均匀缓慢地尽量深吸，让气体充满肺泡。吸气时腹部凸起。

3. 连续呼吸，然后屏气一两秒钟，感觉气体缓慢上升，扩充至胸腔。

4. 用力吐气，呼出的时间要比吸入的时间稍微长一些。吐气时腹部凹陷。

如此反复，保持节奏舒缓，深度以自己感觉良好为宜。

笑，解压最自然、最有效的方式

俗话说："笑一笑，十年少。"笑能触发人体内啡肽的分泌和释放，内啡肽被称为"一种自我感觉良好的荷尔蒙"，不仅能使人感觉心情舒畅，还有扩张血管、促进免疫系统功能等作用。所以糖尿病患者平时不妨多笑一笑。感觉压力大、身心疲惫时，看看笑话，或者好玩的短视频、综艺节目，让自己笑起来。

流泪能减压，也能排毒

都说"男儿有泪不轻弹"，其实哭是一种生理现象，通过哭泣流泪，可以把心中的不良情绪尽快地发泄出去，以便尽快地恢复心理平衡，有助于保持血糖稳定，还能预防许多并发症的发生。

同时，哭还有排毒的作用。人在紧张压抑时，身体会产生一些有害的物质，这些物质聚集于体内，可对身体产生不利的影响，所以难受、委屈、压抑时，就干脆哭出来，既缓解了情绪，又能帮助排毒。

此外，洗个澡，做做深呼吸，出去走走，和朋友聊聊天等，都能放松精神，缓解疲劳。

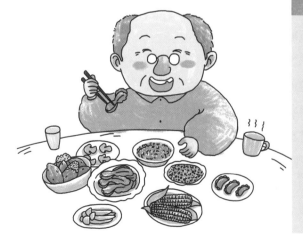

温馨提示

虽说哭泣流泪可以减压、排毒，但也要适度。长时间哭泣，或者大哭，情绪得不到缓解，或情绪起伏过大，也会引起血糖波动。另外，我们的胃肠机能对情绪极为敏感，忧愁悲伤或哭泣的时间过长，胃的运动会减慢、胃液分泌减少、胃酸过多，从而影响食欲，甚至引起各种胃部疾病。

居家控糖必学技能：测血糖

由于机体的血糖调节功能发生障碍，糖尿病患者的血糖往往不易控制，容易出现血糖过高的情况。长期血糖过高则容易引发糖尿病并发症，威胁生命安全。因此，糖尿病患者应该学会自己测血糖，以便更好地控制糖尿病和预防糖尿病并发症，提高生活质量。

● 自我检测血糖的方法

自我检测血糖的方法主要有 4 种，可以根据不同的情况合理选用不同的方法，正确操作，以保证血糖监测结果的准确性。

方法	推荐指数	推荐原因	操作说明
抽取静脉血	★★★★★	测量结果最为准确	一般是到医院抽血检测，建议患者定期到医院抽血查血糖，以便了解自我监测是否准确
尿糖试纸	★★★★	快速、方便、廉价、无痛苦，可以随时了解病情、指导治疗	使用时将尿糖试纸浸入尿液中，湿透1~2秒后取出，1分钟后观察试纸颜色并与标准比色卡对照，可以得出粗略结果
血糖试纸	★★★	快速、方便、廉价	操作方法类似尿糖测定，只需在手指采血1滴，滴在试纸上，在自然光或日光灯下与标准比色卡对照，可以得出粗略结果
快速血糖检测仪	★★★★★	血糖检测仪轻便小巧，携带方便，操作简单，可以随时随地检测血糖，是自我监测血糖的理想仪器	按照使用说明书进行采血测试；但要注意，血糖检测仪测定的血糖数值一般比静脉抽血测定的数值低约10%

尿糖试纸和血糖试纸只能测出粗略的结果，不够准确。因此，建议患者只在无法使用血糖检测仪和去不了医院检测的情况下使用，有条件的话，最好每日使用血糖检测仪检测血糖。另外，还要定期去医院抽血检测血糖。

注意：血糖检测仪检测的结果，只可用于日常的血糖监测，而不能作为糖尿病诊断依据。

● 血糖监测与控制标准参考值

血糖监测主要监测空腹血糖（至少 8 小时内无热量摄入）和餐后血糖（餐后 2 小时血糖）。具体评判标准请参考下表。

指标	定义	单位	理想	良好	差
空腹血糖	指 8~14 小时未进食测得的血糖值	毫克 / 分升（mg/dl）	<108	108~140	>140
		毫摩尔 / 升（mmol/l）	<6.0	6.0~7.8	>7.8
餐后血糖	指进餐后 2 小时测得的血糖值	毫克 / 分升（mg/dl）	<144	144~180	>180
		毫摩尔 / 升（mmol/l）	<8.0	8.0~10.0	>10.0

● 居家监测血糖的注意事项

◎ **核对血糖仪准确性：**购买血糖检测仪后，最好带去医院，同时做一个静脉血糖检测，将结果进行对比，以核对血糖检测仪的准确性。另外，血糖仪在使用一段时间后，可能由于使用、保养不当而导致检测结果不准确。建议患者定期带血糖仪去医院做一次静脉血糖检测值的对比。

◎ **按照说明正确使用血糖仪：**使用血糖仪之前要详细阅读说明书，避免不正确操作，如果能让医生示范为最佳。

◎ **把控血糖监测的时间和次数：**血糖监测的时间和次数因人而异，一般监测的时间为三餐前、三餐后 2 小时、睡前或凌晨 1 点到 2 点。血糖控制较好、病情较稳定的糖尿病患者可以适当减少检测次数。

◎ **监测血糖要持之以恒：**血糖值会受到情绪、饮食、运动、药物及自身激素分泌变化的影响，是在不断变化的。只有坚持长期测量，才能得出相对准确的参考值。

温馨提示

家用血糖仪或医院测血糖仪器，每次测出的数值都会不一样，只要误差值在 10% 以内都是相对准确的，一般误差值不应超过 20%。

正确服用降糖药，让血糖降下来

降糖药的降糖效果，除了与药物本身的作用有关外，还与服药的剂量和服药时间有一定的关系。

● 正确掌握服药时间

如果糖尿病患者不了解何时服药，随意选择在餐前、餐中或是餐后服用，不仅会使药效大打折扣，还可能产生副作用。

常见降糖药物服用时间	
服药时间	**药物种类**
餐前 30 分钟	多为磺脲类降糖药，尤其是格列本脲（优降糖）、格列波脲（克糖利）、格列齐特（达美康）、格列吡嗪（美吡达）、格列喹酮（糖适平）等中、短效磺脲类的降糖药
餐前 15 分钟内	非磺脲类促胰岛素分泌剂
餐中	主要为糖苷酶抑制剂
餐后	胰岛素增敏剂和双胍类等降糖药
清晨空腹	胰岛素增敏剂文迪亚等降糖药

常用的中成药类降糖药，一般在餐前餐后服用均可，需要注意的是，消渴丸含有优降糖，需要在餐前 30 分钟服用。如果不能明确服药时间，应该及时咨询医生。

● 不得随意加大降糖药物剂量

有些糖尿病患者为了尽快将血糖降下来，常会擅自将多种药物联合服用，或者超剂量服用。这样虽然能起到强效的降血糖作用，但容易矫枉过正，引发低血糖，甚至出现严重的低血糖昏迷。

● 停服降糖药要循序渐进

目前，糖尿病仍无法根治，很多糖尿病患者需要终生服药。但也有些肥胖型的轻度 2 型糖尿病患者，在经过治疗和调养后，体重逐渐恢复正常，病情控制较为理想。这时可以医生指导下酌情减少或停服降糖药。在降糖过程中需要注意的是：

◎ 停药过程要循序渐进，切忌突然停药，同时要随时注意血糖变化和不良反应。

◎ 减药要选择在血糖偏低的时候。

◎ 停药不代表糖尿病已被治愈，应该继续加强饮食控制和运动锻炼，以增强治疗效果，避免出现病情反复的情况。

胰岛素的使用与注意事项

　　糖尿病离不开胰岛素，特别是 1 型糖尿病患者以及 2 型糖尿病病情较为严重者，注射胰岛素是常用的治疗方法之一。胰岛素可不是随便扎一针就了事，如果使用不当会出现不良反应。那么，应该如何使用胰岛素呢？

● 需要注射胰岛素的人群

　　◎ 1 型糖尿病患者以及手术摘除胰脏的患者，只有通过体外注射的方法才能补充胰岛素。

　　◎ 2 型糖尿病（非胰岛素依赖型糖尿病）患者在胰岛素的分泌情况接近 1 型糖尿病状态时，或者是口服降血糖药不能起到作用的患者、血糖值非常高的患者、伴有严重并发症的患者、妊娠期糖尿病患者、严重肝肾损害、围手术期等人群需要注射胰岛素。

● 胰岛素的剂型和使用注意事项

　　根据作用时间的不同，胰岛素可分为下表中的诸类。

分类	常用药举例	使用注意事项
超短效胰岛素	优泌乐（赖脯胰岛素） 诺和锐（门冬胰岛素）	◎注射后 10~20 分钟起效，40 分钟为作用高峰， ◎作用持续时间 3~5 小时 ◎可餐前皮下注射
短效胰岛素	优泌林 R 诺和灵 R 甘舒霖 R	◎注射后 30 分钟起效，2~4 小时为作用高峰，持续 6~8 小时 ◎可用于皮下、肌肉注射及静脉点滴 ◎一般在餐前 30 分钟皮下注射
中效胰岛素	优泌林 N 诺和灵 N 甘舒霖 N	◎注射后 1.5 小时起效，4~12 小时为作用高峰，持续时间为 18~24 小时 ◎根据病情，每日注射一次或两次 ◎皮下或肌肉注射，但不可静脉点滴 ◎中效胰岛素是混悬液，抽取前应摇匀

分类	常用药举例	使用注意事项
预混胰岛素	优泌林 70/30 诺和灵 30R 诺和灵 50R 甘舒霖 30R	◎ 仅能皮下注射 ◎ 制剂中的短效成分起效快，可控制餐后血糖 ◎ 中效成分持续时间长，主要起基础胰岛素分泌作用
长效胰岛素	来得时（甘精胰岛素） 诺和平（地特胰岛素）	◎ 起效时间 1.5 小时，无明显峰值出现，持续时间 24~36 小时 ◎ 一般不单用，常与短效胰岛素合用 ◎ 不可作静脉点滴

● 胰岛素的注射部位

注射胰岛素，一般选择腹部、上臂、大腿和臀部。这是因为这些部位的皮肤不仅有可吸收胰岛素的皮下脂肪，且没有较多神经分布，注射时的不适感相对较少。

上臂
指肩部往下一掌与肘部向上一掌之间的区域，因为上臂皮下组织较薄，易错注射至肌肉层。
注意： 自我注射时无法捏起自己的皮肤，所以上臂是最不适合自我注射的部位。必须注射上臂时，建议使用超细超短型笔用针头或由医护人员及家人协助注射。

臀部
臀部的皮下层较厚，对胰岛素的吸收较慢，对于有早睡习惯的糖尿病患者来说，臀部注射能使胰岛素的药效贯穿整晚。另外，在臀部注射无须捏起皮肤。因此，臀部适合注射中、长效胰岛素。
注意： 注射仅限于臀部外上部，以避免伤及大神经和血管。

腹部
腹部的皮下脂肪较厚，可减少注射至肌肉层的危险，腹部皮肤最容易捏起来，同时也是吸收胰岛素最快的部位，局部血流量随运动的变动不明显。
注意： 不要在距脐部 5 厘米的范围内注射胰岛素，而应选择在肚脐 5 厘米外的区域注射。腹部最适合注射短效胰岛素或与中效混合搭配的胰岛素。

大腿
大腿外侧的血管和神经分布要比内侧少，在此处注射可减轻疼痛感，还能保证胰岛素药物的吸收利用率。
注意： 在大腿上注射时应捏起皮肤或使用超细超短型笔用针头，要注意避开大腿内侧部位，因为大腿内侧有较多的血管和神经分布，不宜注射。
不同的注射部位，胰岛素的吸收速度不同，由快到慢依次是腹部、上臂、大腿、臀部。如果选择皮下注射，要注意避开大血管、神经和骨头。

● 自行注射胰岛素的方法和注意事项

糖尿病患者病情稳定后，通常需要自行注射胰岛素，需要了解自己注射胰岛素的方法和注意事项，谨遵医嘱用药，以免自己注射时出现不良反应。

1. 对双手进行清洁、消毒。

2. 提前 30 分钟左右从冰箱中取出瓶装胰岛素或胰岛素笔芯，放置在室温下使之回暖。

3. 认真核对胰岛素和笔芯。使用前，要仔细核对胰岛素的剂型是否正确，是否在有效期内；检查笔芯是否破损，有无漏液，以及药液形状；确保胰岛素笔内有足够的胰岛素量。

注意：使用前，要仔细核对胰岛素的剂型是否正确，是否在有效期内；检查笔芯是否破损，有无漏液，以及药液形状；确保胰岛素笔内有足够的胰岛素量。注射预混胰岛素前，应确保胰岛素笔中的预混胰岛素大于 12U，以保证剩余的胰岛素能被充分混匀。如果胰岛素笔内的胰岛素量不足，则需要及时更换笔芯。

4. 安装胰岛素笔芯：先旋开笔帽，拧开笔芯架，装入笔芯后拧紧。

5. 在使用 NPH、预混胰岛素等药剂之前，应将胰岛素充分混匀。方法为：将胰岛素笔平放在一手的掌心中，另一只手水平滚动胰岛素笔 10 次，然后用双手夹住胰岛素笔上下翻动 10 次，直至瓶内的药液变成均匀的云雾状白色液体。

6. 正确安装针头，排尽笔芯内空气，然后转动剂量调节旋钮拨至需要的剂量。

安装针头的方法：取一个新的一次性针头，揭掉针头上的保护片，对准笔芯旋紧，取下针头的外帽（留用）、内帽（可丢弃）。

排尽空气的方法：将剂量调节旋钮拨至 2U，针头朝上，轻轻用手指敲打笔芯使气泡聚集在上部，然后按压注射器，直至一滴胰岛素从针头溢出，说明笔芯内的气泡已排尽。

注意：使用预混胰岛素，需要先摇匀再安装针头，避免在摇匀过程中部分胰岛素溢出。其余剂型则在安装笔芯后，直接安装针头。

7. 确定好注射部位，先用碘酒消毒，再用乙醇消毒。消毒时，由注射部位中心向四周消毒。

8. 根据胰岛素注射笔针头的长度，判断是否捏皮，选择合适的手法及进针角度，快速进针，然后缓慢推注直至注射按钮不能再向前推进。

注意：绝大多数成人 4 厘米和 5 厘米针头无需捏皮，垂直进针注射即可；使用 6 厘米及以上的针头时，需要捏皮或 45° 进针。

9. 注射完毕后，针头滞留至少 10 秒后再拔出，然后立即旋上针头外帽，并将针头从注射笔上取下，放在硬盒子或瓶子中，最后妥善处理。

● 贮存胰岛素的条件和注意事项

胰岛素是一种生物制剂，其稳定性和贮存温度密切相关，温度过高或者温度过低都会影响胰岛素的作用。以下是常见胰岛素的贮存条件和贮存时间，以供读者朋友参考。

胰岛素分类	贮存条件	贮存时间
瓶装胰岛素	25℃室温	6 周左右
	2~8℃（未开封）	保存至有效期
	冰箱冷藏室（已使用）	3 个月
胰岛素笔芯	25℃室温	4 周左右
	2~8℃（未开封）	保存至有效期
	随身携带（已使用）	4 周
中、长效胰岛素	5℃	3 年
普通胰岛素和结晶锌胰岛素	5℃	3 个月

胰岛素日晒 2 小时即会失效，因此，应禁止强光照射。没有低温贮存条件时，要尽量将胰岛素放置在阴凉干燥且安全的地方。另外，在乘坐飞机时不要将胰岛素放在行李中托运，因为高空托运环境常在冷冻点以下，会影响胰岛素的作用。

第三章

健康饮食习惯，稳住血糖

很多健康问题都是吃出来的，

所以关注饮食健康，

是调理大多数健康问题需要做的事情，

糖尿病自然也是如此。

只有了解餐桌上的"规矩"，

知道哪些饮食行为降糖，

哪些饮食行为让血糖升高，

才能通过科学的饮食调养达到控制血糖的目的。

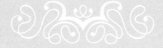

不吃早餐：诱发肥胖，血糖波动大

吃早餐很重要，能给忙碌的一天打下结实的基础，但是很多人为了减肥而"牺牲"掉早餐。其实事实正好相反，不吃早餐更容易导致肥胖，还会导致血糖"报复性"升高。

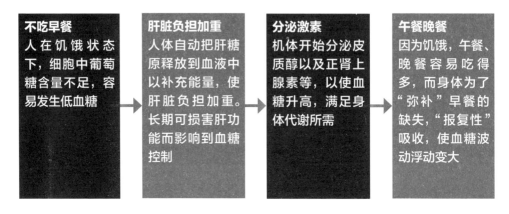

不吃早餐
人在饥饿状态下，细胞中葡萄糖含量不足，容易发生低血糖

肝脏负担加重
人体自动把肝糖原释放到血液中以补充能量，使肝脏负担加重。长期可损害肝功能而影响到血糖控制

分泌激素
机体开始分泌皮质醇以及正肾上腺素等，以使血糖升高，满足身体代谢所需

午餐晚餐
因为饥饿，午餐、晚餐容易吃得多，而身体为了"弥补"早餐的缺失，"报复性"吸收，使血糖波动浮动变大

其实，不吃早餐，不仅对血糖控制不利，还会伤害肝胆、脾胃等脏腑，使身体分解代谢脂肪的效率变低，增加患脂肪肝的风险。因此，无论是糖尿病患者还是健康人群，都应吃好早餐。

那么，怎么才能吃好早餐？

一是要吃对时间

◎ **时间推荐：**建议在 6 点 30 分 ~8 点吃早餐，用餐时间以 15~20 分钟为宜，且最好安排在起床后 20~30 分钟吃。

◎ **推荐理由：**这时人的食欲最旺盛，此时吃早餐最合适。吃得太早，胃肠还没有进入状态，可能没有胃口；吃得太晚，长时间的空腹容易导致低血糖，而且太晚吃早餐，还会影响到午餐的食欲和质量。

二是要吃对食物

◎**食物推荐：**全麦面包、菜包子、粗粮花卷 / 馒头、麦片、牛奶、豆浆、鸡蛋、鸡肉、豆制品、油麦菜、小油菜等。

◎ **推荐理由：**早餐不仅要吃饱，还要吃好，碳水化合物、蛋白质、膳食纤维、维生素等缺一不可。面包、包子、馒头等富含碳水化合物，是能量的主要来源；牛奶、豆浆、鸡蛋、鸡肉、豆制品等可为人体提供丰富的蛋白质；蔬菜富含膳食纤维、矿物质和维生素等多种成分，可为人体提供更多的营养支持，还有促进消化、预防便秘等作用。

少吃挨饿：小心低血糖和营养不良

有些糖尿病患者害怕饮食过量引起血糖升高，宁愿挨饿也不多吃。其实饥饿状态对糖尿病患者的危害也是很大的。

容易导致低血糖

饥饿状态下，细胞中葡萄糖含量不足，正常机体为维持人体所需的能量代谢，会分解体内储存的糖原、脂肪和蛋白质来合成葡萄糖，同时分泌胰岛素，使葡萄糖源源不断地进入细胞从而维持代谢。由于身体中的胰岛素分泌不足，或很难作用于细胞，因此饥饿状态下更容易出现低血糖症状，甚至发生休克。

长期挨饿会导致营养不良

长期挨饿导致营养摄入不足，使人消瘦、精神萎靡或烦躁、四肢无力，可能引发低血糖、酮症酸中毒，还可能引发糖尿病并发症。有些糖尿病患者因为长期忙于工作或因其他原因而不能规律饮食，经常"饥一餐，饱一顿"。这种不健康的生活方式，会导致血糖水平波动大，对病情的控制极为不利，应该将错误的习惯纠正过来，防止病情的进一步发展。

一日三餐换成 4 ~ 6 餐吃

少吃不吃，并不科学。糖尿病患者可少吃多餐，既能避免饥饿引起低血糖，又能避免食后血糖骤然升高。

建议糖尿病患者将每天的进餐次数控制在4~6餐，有助于维持全天范围内血糖的稳定，不仅能避免血糖升高，也能减少血糖过低的发生率。下面就简单介绍几种每日进餐次数和摄入热量的分布情况。

进餐次数	早餐	上午加餐	午餐	下午加餐	晚餐	宵夜
4	3/10	3/10	3/10	1/10	3/10	
5	2/10	2/10	3/10	1/10	3/10	1/10
6	2/10	2/10	2.5/10	1/10	2.5/10	1/10

如果患者容易发生低血糖，或者需要注射胰岛素，则应该将三餐的饮食分配为三次正餐和2~3次加餐，缩短两餐的间隔时间，这样既有利于血糖的控制，也不容易出现低血糖症状。睡前食用高蛋白质的食物，可以延缓葡萄糖的吸收，防止夜间出现低血糖。

需要注意的是，每日摄取食物的总热量应固定，加餐量应从正餐的总量中扣除，做到加餐不加量。

营养不均衡：血糖就像"过山车"

有的糖尿病患者因为工作太忙或其他原因，经常"饥一顿，饱一顿"，或者是错误地认为"少吃就能降血糖"而吃得少、让自己挨饿。有些糖尿病患者因为个人喜好或者地方餐饮习惯，每天只吃馒头、面饼、面条等主食，或者只吃水果蔬菜，而其他类别的食物吃得很少。这些不健康的饮食方式可导致营养摄入不均衡，某些营养素摄入不足，对病情控制极为不利。

膳食纤维不足：小心餐后血糖波动

高膳食纤维的食物具有能量密度低、脂肪含量低、体积较大的特点。进食膳食纤维含量丰富的食物，可以延长胃排空的时间，延缓葡萄糖的消化和吸收，改善餐后血糖代谢，有助于糖尿病的长期控制。糖尿病患者如果长期膳食纤维摄入不足，食物中的葡萄糖直接被吸收，可使餐后血糖波动较大，从而不利于血糖控制。

维生素不足：营养糖类和脂质代谢

维生素是胰岛素分泌、糖类和之类代谢必不可少的物质，糖尿病患者长期维生素摄入不足，可影响到病情控制。

维生素种类	摄入不足的危害
维生素 C	维生素 C 具有促进胰岛素分泌、增强胰岛素敏感性等作用。人体如果缺乏维生素 C，不仅会影响到人体的消化吸收功能，还可影响胰岛素的分泌和胰岛素敏感性，对血糖控制不利
维生素 B₁	维生素 B₁ 具有维持糖类和脂肪的正常代谢、增进食欲、维持神经正常活动的作用。当维生素 B₁ 缺乏时，糖在组织内的氧化过程会受到影响，此外还会造成胃肠蠕动缓慢，导致食欲不振、消化不良等障碍
维生素 E	维生素 E 是人体内重要的抗氧化剂之一，具有保护胰岛细胞等作用。糖尿病患者若维生素 E 长期摄入不足，可出现消化不良、腹泻、慢性肝脏疾病、水肿等问题

矿物质不足：胰岛素功能下降

一些矿物质在胰岛素调节活动中起着不可或缺的作用，长期营养不均衡，很容易导致这些成分摄入不足而影响到血糖的调节，对糖尿病病情控制不利。

矿物质种类	摄入不足的危害
镁	镁在人体内作为多种酶的激活剂，在葡萄糖酵解、脂肪和蛋白质合成等生理过程中起着重要作用。长期镁摄入不足，可影响到胰岛素的功能，增强胰岛素抵抗，从而影响到人体对血糖、血脂的控制
钙	对于人体来说，钙负责"通知"胰岛细胞分泌胰岛素。糖尿病患者容易多尿，又需要控制饮食，很容易缺钙。如果钙摄入不足，不仅容易发生骨质疏松，还会影响胰岛素的分泌，对血糖控制极为不利
锌	缺锌是诱发糖尿病的重要因素之一。锌是合成胰岛素的必要元素，胰岛素的分子结构中有 4 个锌原子。缺锌会严重影响胰岛素的合成、储存和正常功能
硒	硒可以激活葡萄糖转运蛋白的细胞外在化，这也正是胰岛素的作用所在。人体长期缺硒，会影响到葡萄糖的转运，从而使血糖发生波动，不利于身体健康
铬	铬能提高胰岛素的功能，促进细胞对葡萄糖的吸收，是重要的血糖调节剂。当人体缺乏铬时，胰岛素的功能就会下降，进而导致血糖上升、糖代谢失调，长期缺乏铬还可能诱发心脑血管、肾病等并发症

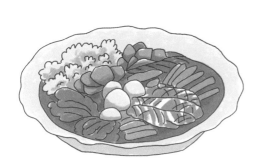
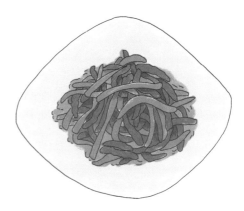

因此，日常生活中，糖尿病患者宜饮食均衡，以保证各种营养素的全面摄入，尤其是以上对胰岛素分泌、控制血糖有着重要作用的营养素，更是要重视。

食物多样化，营养均衡合理

人体为维持生命的需要，需摄入的营养物质有六大类，四十多种，其中有不少营养素可以有效稳定血糖，甚至降低血糖。所以，糖尿病患者应保持膳食平衡，保证饮食多样化，才能取长补短，满足机体活动以及血糖控制的需要。

糖尿病患者可参照"中国居民平衡膳食宝塔"来制订每日的饮食。平衡膳食宝塔由五层组成，包含了我们每日应吃的五类食物。宝塔中各类食物的组成是根据全国营养调查中居民膳食的实际情况计算的。其中各类食物的建议摄入量是指食物的生重。

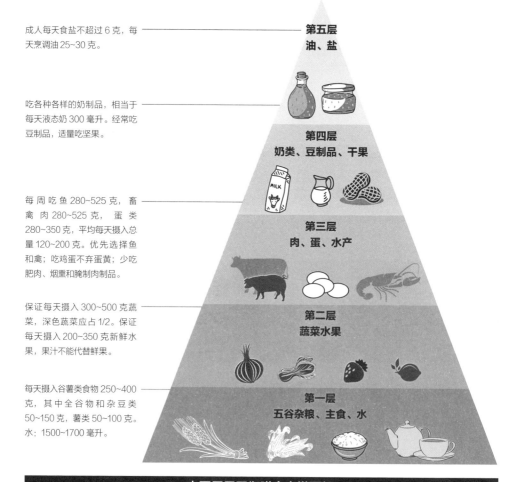

成人每天食盐不超过 6 克，每天烹调油 25~30 克。

第五层
油、盐

吃各种各样的奶制品，相当于每天液态奶 300 毫升。经常吃豆制品，适量吃坚果。

第四层
奶类、豆制品、干果

每周吃鱼 280~525 克，畜禽肉 280~525 克，蛋类 280~350 克，平均每天摄入总量 120~200 克。优先选择鱼和禽；吃鸡蛋不弃蛋黄；少吃肥肉、烟熏和腌制肉制品。

第三层
肉、蛋、水产

保证每天摄入 300~500 克蔬菜，深色蔬菜应占 1/2。保证每天摄入 200~350 克新鲜水果，果汁不能代替鲜果。

第二层
蔬菜水果

每天摄入谷薯类食物 250~400克，其中全谷物和杂豆类 50~150 克，薯类 50~100 克。水：1500~1700 毫升。

第一层
五谷杂粮、主食、水

中国居民平衡膳食宝塔图解

多选低 GI 和低 GL 的食物

得了糖尿病，吃自然成为重点关注对象，因为吃什么、吃多少立刻会通过血糖反应出来，直接决定血糖控制的好坏。糖尿病患者宜多选低 GI 和低 GL 的食物，既能享受食物的美味，又能让餐后的血糖相对稳定不蹿高，何乐而不为？

● 血糖生成指数（GI）

食物血糖生成指数（GI）指含 50 克碳水化合物的食物与相当量的葡萄糖，在一定时间内（一般为餐后 2 小时）引起血糖上升的范围。它是一个比较而言的数值，主要反映了食物与葡萄糖相比，升高血糖的速度和能力。通常情况下，把葡萄糖的血糖生成指数定为 100。按照食物对血糖的影响和食物血糖生成指数（GI），可将食物分为三个等级。

等级	血糖生成指数（GI）	对血糖的影响
低 GI 食物	GI<55	在胃中停留时间长、吸收率低，能带来更长时间的饱腹感，同时葡萄糖释放缓慢，让血糖值维持在比较稳定的状态
中等 GI 食物	55 ≤ GI ≤ 75	消化吸收利用率介于低 GI 食物和高 GI 食物之间，适量食用对餐后血糖的影响在可控范围的，但如果大量食用，可使血糖上升较快
高 GI 食物	>75	进入胃肠后消化快、吸收率高，葡萄糖释放快，也是血糖升得快

相对而言，低 GI 食物需要花更多的时间来消化和吸收，可以增加饱腹感，还能提供稳定和持续的能量释放，维持血糖的稳定，因而更适合需要控制血糖、管理体重的糖尿病患者。

● 与 GI 值相关的 GL 值

是不是只要多吃低 GI 食物就高枕无忧了？是不是高 GI 食物完全不能吃？并不是！GI 值只是衡量食物引起餐后血糖反应的一项有效指标，但并未反应摄入量对血糖的影响。所以，我们需要将食物的 GI 值和摄入量结合起来，这就是血糖生成负荷（GL）。

GL 值计算方法：GL=GI×食物中碳水化合物含量／食物总量

GL 值按照不同范围，也分高、中、低三类：

GL 等级	GL 值	对血糖的影响
高 GL 饮食	GL ≥ 20	对血糖的影响很大
中 GL 饮食	10 ≤ GL ≤ 19	对血糖的影响不大
低 GL 饮食	GL<10	对血糖的影响很小

对于糖尿病患者而言，GL<10 的低 GL 饮食更有利于血糖的控制。

● **合理利用 GI、GL 选择食物**

例子 1

西瓜的 GI 值为 72，每 100 克碳水化合物含量为 5.5 克，那么它的 GL 值为：72×5.5÷100 = 3.96。

通过计算，西瓜虽然为高 GI 食物，但它每 100 克的 GL<10,属于低 GL 饮食，对血糖的影响较小。血糖控制较好的糖尿病患者，适当食用西瓜，对血糖影响不大，但也要注意控制进食的量，每日不要超过 200 克，而且还要把西瓜的热量计入每日总热量摄入中。

例子 2

苹果的 GI 值为 38，每 100 克苹果的碳水化合物含量是 13.5 克，那么它的 GL 值是：38×13.5/100=5.13。

苹果本身就是低 GI 食物，而且

GL<10，计算结果显示对血糖没有明显影响，糖尿病患者可适当食用。注意，苹果的热量也要计入每日总热量摄入之中。

餐后血糖水平除了与食物的血糖生成指数有关外，还与碳水化合物的总量有关。有的食物虽然 GI 值比较高，但碳水化合物含量低，因而 GL 值也相对低，控制好摄入量，对餐后血糖的影响也就相对较小。因而，如果仅仅以 GI 值作为选择食物的参考标准，可能会给许多食物"错过"，从而影响到一些营养素的摄入。所以，建议糖尿病患者在选择食物时，要综合考虑食物的 GI 值和 GL 值，以使膳食更加丰富全面。

那么，在选择食物时，应注意什么问题呢？

多选粗加工食物

根据"常见食物生糖指数 GI 值表"的排序，可以看出，一般粗加工的食品，如全麦食品、荞麦及小麦制成的食品，以及豆类食物，其 GI 值相对较低，而经过精细加工的食物，如馒头（富强粉）、糯米、油条等则 GI 值相对较高。所以，建议糖尿病患者平时多选择粗粮。

每餐至少有一种低 GI 食物

经过高温加工的大米粥、松软的发酵面包、微波炉烤制的马铃薯等，糊化程度高，容易吸收和消化，因而对血糖的影响也比较大。糖尿病患者尽量少吃这种类型的食物，或者吃时与低 GI 食物搭配。建议糖尿病患者每餐至少选择一种健康的低 GI 食物，同时控制好热量的摄入，以控制好饮食中的总 GL 值。

选择膳食纤维食物

大部分低 GI 食物都是膳食纤维的理想来源，如蔬菜、粗粮杂豆等，这些食物所含的膳食纤维可延缓胃肠的消化和吸收，还使人有饱腹感，有利于体重管理和血糖管理。

常见食物生糖指数 GI 值表			
食物种类	食物	血糖生成指数值（GI）	GI 等级
糖类	麦芽糖	105	高 GI 食物
	葡萄糖	100	
	绵白糖	83.8	
	蜂蜜	73	中等 GI 食物
	白巧克力	49	低 GI 食物
	黑巧克力	32	
	果糖	23	
粮食类	馒头（富强粉）	88.1	高 GI 食物
	糯米饭	87	
	大米饭	83.2	
	面条（湿）	81.6	
	烙饼	79.6	
	油条	74.9	中等 GI 食物
	小米（煮饭）	71	
	糙米饭	70	

食物种类	食物	血糖生成指数值（GI）	GI 等级
粮食类	大米粥（普通）	70	中等 GI 食物
	玉米面（粗粉，煮粥）	68	
	大麦粉	66	
	小米粥	61.5	
	面条（硬质小麦粉，细，煮）	55	
	黑米饭	55	
	玉米（甜，煮）	55	
	荞麦（黄）	54	
	通心面（管状，粗）	45	低 GI 食物
	黑米粥	42.3	
	大麦（整粒，煮）	25	
薯类	马铃薯（微波炉烤）	82	高 GI 食物
	红薯（煮）	76.7	
	马铃薯泥	73	中等 GI 食物
	马铃薯（蒸）	65	
	马铃薯	62	
	薯条	60	
	山芋	54	低 GI 食物
	藕粉	32.6	
	马铃薯粉条	13.6	
豆制品	黑豆汤	64	中等 GI 食物
	扁豆（绿，小，罐头）	52	
	黑豆	42	
	扁豆	38	
	四季豆（高压处理）	34	
	豆腐（炖）	31.9	
	绿豆	27.2	
	四季豆	27	
	扁豆（红，小）	26	
	豆腐干	23.7	
	豆腐（冻）	22.3	
	黄豆（浸泡，煮）	18	
	蚕豆（五香）	16.9	

食物种类	食物	血糖生成指数值（GI）	GI 等级
豆制品	黄豆（罐头）	14	中等 GI 食物
蔬菜	南瓜［倭瓜、番瓜］	75	高 GI 食物
	胡萝卜［金笋］	71	中等 GI 食物
	甜菜	64	
	山药	51	低 GI 食物
	雪魔芋	17	
	芦笋	<15	
	西蓝花	<15	
	菜花	<15	
	芹菜	<15	
	黄瓜	<15	低 GI 食物
	茄子	<15	
	莴笋	<15	
	生菜	<15	
	青椒	<15	
	番茄	<15	
	菠菜	<15	
水果	西瓜	72	高 GI 食物
	菠萝	66	中等 GI 食物
	葡萄	56	
	杧果	55	
	香蕉（熟）	52	低 GI 食物
	猕猴桃	52	
	柑	43	
	苹果	36	
	梨	36	
	香蕉（生）	30	
	桃	28	
	柚子	25	
	李子	24	
	樱桃	22	
乳制品	酸奶（加糖）	48	低 GI 食物
	老年奶粉	40	

食物种类	食物	血糖生成指数值（GI）	GI 等级
乳制品	脱脂牛奶	32	低 GI 食物
	牛奶	27.6	
	全脂牛奶	27	
	豆奶	19	
	低脂牛奶	11.9	
混合膳食及其他	牛肉面	88.6	高 GI 食物
	蒸米饭 + 炖猪肉	73.3	中等 GI 食物
	蒸米饭 + 蒜苗 + 鸡蛋	68	
	窝头（玉米面 + 面粉）	64.9	
	米饭 + 蒜苗	57.9	
	米饭 + 芹菜 + 猪肉	57.1	
	馒头 + 酱牛肉	49.4	低 GI 食物
	馒头 + 芹菜 + 鸡蛋	48.6	
	大饼 + 鸡蛋 + 黑木耳	48.4	
	芹菜猪肉馅包子	39.1	
	肉馅馄饨（小麦皮）	39	
	米饭 + 鱼	37	
	三鲜饺子	28	
	猪肉 + 粉条	16.7	
方便食品	膨化薄脆饼干	81	高 GI 食物
	苏打饼干	72	中等 GI 食物
	小麦饼干	70	
	面包（小麦，去面筋）	70	
	面包（全麦粉）	69	
	面包（小麦粉，高纤维）	68	
	面包（黑麦粉）	65	
	油酥脆饼干	64	
	汉堡包	61	
	酥皮糕点	59	
	爆玉米花	55	
	面包（小麦粉，含水果干）	47	低 GI 食物
	面包（45% ~ 50% 燕麦麸）	47	
	面包（50% 大麦粒）	46	

改善烹调方法，血糖高也不愁吃

严控血糖，不仅要控制日常饮食，还要注意改变食材的形状和烹饪方式，以降低菜肴的热量，减少菜肴中油盐等调料的含量。

食物"细"做

准备食材时，将食物分割成较小的块、丝、条、片等形状，可以缩短烹制时间，减少营养的丢失，同时还能保留食物的鲜嫩，使其更加美味。而且小块的食物更容易消化，可以减轻胰腺负担。胰腺是分泌胰岛素的重要器官。

多用蒸、煮、炖、拌等方式

糖尿病患者平时可多采用蒸、煮、炖、拌、熬、汆等烹调方式，以减少食物对油盐糖等调料的吸收，使饮食更加健康。

◎ **蒸**：蒸能最大程度保留了原有的营养，且基本不用油，盐、糖的使用也非常少。

◎ **煮**：煮后的食物软烂易消化，适合老年人、儿童和糖尿病患者食用。注意，煮的过程中，不宜放过多的糖、油、盐。

◎ **炖**：炖熟的食品容易增加饱腹感，而且又容易消化，非常适合经常便秘、消化功能不好的糖尿病患者。

◎ **汆**：烹制时间更短，更大程度上保证了食材的营养价值，降低了食物热量。

◎ **拌**：拌制食物减少了对食材的前期加工，营养保留完整，用油少，口味清淡。

炒菜要"清炒"

清炒时，除了主料之外，辅助调料放得很少，而且烹饪时间短，这样制作出来的菜肴，不仅食材鲜嫩、味道鲜美，还将食物的营养成分最大限度的保留。

主食要粗、杂、干、淡

主食的主要成分是碳水化合物，同时也包含丰富的膳食纤维、矿物质和维生素。糖尿病患者日常吃的主食，在制作时宜满足以下原则：

◎ **适度杂**：在烹调米饭、米粥时，最好加入多种粗粮、坚果，或者各种粗粮轮换着吃，以营养互补，增加B族维生素、矿物质和蛋白质的摄入，对调节血糖、血脂很有帮助。

◎ **适度干**：临床发现，喝粥比吃米饭更容易引起血糖升高，所以做主食时尽量不做成粥。如果实在想喝粥，尽量熬得稠一些，同时搭配蔬菜一起食用。

◎ **适度淡**：清淡饮食是糖尿病患者宜坚持的饮食原则，因而做主食尽量不要放油盐糖等调料，尽量少吃炒饭或各种油腻重口味的面食。

用对油盐酱醋糖，血糖不蹿高

油盐酱醋糖是生活中常用的调味品，虽然用得不多，但如果选得不对、用得不当也有可能影响到血糖的稳定。那么，糖尿病患者应如何用好油盐酱醋糖呢？

● 做菜用植物油，并且要少油

由于油脂产生的热量很高，食用油量超标的食物，会使当日的膳食中油摄入量增加、总热量超标，长此以往，会导致体重增加、身形肥胖，不利于血糖的控制，还会增加动脉硬化的风险，因而糖尿病患者要健康吃油。

用对炒菜油

动物油含有较多的饱和脂肪酸，食用过多易导致动脉硬化，许多糖尿病患者在日常饮食中更加青睐食用植物油。其实，动物油含有对心血管有利的多烯酸、脂蛋白等成分，可起到抗高血压和预防脑中风的作用，患者可以根据实际情况交替使用动物油和植物油，这样可以取长补短。

控制油的量

很多人以为植物油含有较多的不饱和脂肪酸，吃多了没什么影响。其实不然，植物油者被人体吸收水解后也会产生高热量，如果不注意控制摄入量，也会影响到血糖的稳定。因此，糖尿病患者应控制好油的摄入，每天不要超过 25 克。

小心隐形油脂

除了烹饪时使用的油外，还要注意那些不知不觉被吃进肚子里的油，如肥肉、猪皮、饼干、糕点、干果等，这些食物中也含有油脂。建议糖尿病患者吃肉时，选择瘦肉，并去掉皮及皮下的肥肉。烹制肉类前最好先用水将肉焯一下，以去除肉中过多的油脂，还要注意减少后续烹制过程中的用油量。同时少吃油脂含量多的糕点、干果。

炖汤时，鸡、排骨、牛腩、骨头等炖煮后都会出油，可把上面的油脂撇出来，这样能在喝汤时减少一些油脂的摄入。另外，用于煎炸的食材可以用烤箱或不粘锅烹饪，同样香脆可口，但油脂含量要比煎炸的少很多。

> **温馨提示**
>
> 一些菜肴在制作时需要将食材过油，为了控制油脂的摄入，可以将过油改成焯水，这样做出来的菜肴味道相对清淡，更有利于血糖的控制。

● 盐每人每天不超过1瓶盖

盐摄入过多，易引发多种疾病，如高血压病、心脏病、水肿等，还会引发和加重糖尿病并发症。因此，糖尿病患者需严格控制盐的摄入量，每日不超过6克（约1瓶盖的量），如果有高血压并发症的，要减低到5克以下。

同时，糖尿病患者还要小心食物中的"隐形盐"。有些食物中的钠盐含量相当高，例如：

◎ 各种腌制食品：腊肉、腊肠、酱菜、腐乳、咸蛋、咸菜、卤肉等；

◎ 方便速食品：方便面、火腿肠等；

◎ 海产类干货：虾皮、海米、鱼干等；

◎ 甜品零食：蛋糕、饼干、冰激凌、膨化食品等。

糖尿病患者应尽量远离上述钠盐含量高的食物。同时，还可以通过下面的方法来减少盐的摄入：

◎ 选择本身味道鲜美的食物，如各种菌菇，这样就不需要大量的咸味来调味；

◎ 巧妙使用柠檬、橙皮等食材，这些食材别有风味，可以减少盐的使用；

◎ 购买食物时，留意营养成分表中的钠含量，选择低钠食品；

◎ 钾可促进钠的排泄，糖尿病患者应多吃富含钾元素的食物，绿叶蔬菜、低脂奶制品等都是钾的良好来源。

● 甜味剂代替糖调味

日常生活中常用的糖多为容易被消化吸收的绵白糖、白砂糖、红糖、蜂蜜等，摄入过多可引起餐后血糖升高。如果长期吃糖过多，会影响其他营养的摄入，引起营养不良，还有可能增加肥胖和其他慢性疾病的风险。那么，糖尿病患者怎么限糖呢？

控制糖的使用

一般人群建议每天糖的使用量限制在25克以内。病情控制较好的糖尿病患者，可以选择糖乙醇（木糖醇、山梨醇、甘露醇）和塔格糖作为糖代用品，病情严重的糖尿病患者则不宜食用。血糖控制不好的则严格限制，尽量不用糖调味。

远离高糖食物

为了限制糖的使用，尽量少做或不做需要加糖、蜂蜜较多的菜肴，如糖醋里脊、糖醋鲤鱼、红烧肉、桂花糯米藕等。同时，还要远离含糖量高的各种饮料、甜品、红糖水、蜂蜜水、果汁以及曲奇、巧克力等零食和糕点，在喝牛奶、豆浆、粥时，不加糖或者少加糖。

● 用对酱油和蚝油

酱油、蚝油口味鲜美咸香，做菜时适当加一些，有增色提鲜的作用。但是，酱油、蚝油都含有盐分，因而如果做菜时加了酱油或者蚝油，就要少放一点儿盐。另外，蚝油中还含有糖，一汤匙（10 克左右）蚝油里约含添加糖 2 克，所以做菜时蚝油不要放太多。一些需要放糖的菜肴，如果用了蚝油，就要相应地减少糖的分量。

除了酱油、蚝油，一些常见的酱如黄豆酱、沙茶酱、蘑菇酱等，也都含有盐和添加糖，在使用它们进行调味时，应减少用盐或者不加盐。

● 用好醋或柠檬汁

醋是一种很好的调味料，既能祛腥解腻、调味增香，勾出食材本身的味道，还有帮助消化、降低血脂、软化血管等作用。另外，醋还有一个很神奇的作用——强化咸味，让人不会觉得菜肴清淡无味。糖尿病患者在做菜时可适当放一些醋，可以减少盐的使用。

酸是咸的"增强剂"，做菜时加点儿酸酸的柠檬汁，也能增加咸味，从而减少盐的使用量。尤其是在做凉拌菜时，放几滴柠檬汁，能让菜肴更加鲜香美味。

> **温馨提示**
>
> 一般的家常菜，可在菜七成熟的时候先放入醋，提鲜入味，然后放少许酱油或盐，这样能让菜肴更有味道而又减少盐的用量。

● 其他调味料的使用

做菜时，不要仅仅依靠油、盐来调味，可以适当用一些浓烈的佐料或调料，如制作蘸料时加一些葱、姜、蒜，或者蒸肉、炖肉时放点儿香菇增香，用烤箱烤鱼时放点儿孜然、小茴香等，也能起到给菜肴提味增香的作用。

第四章

科学制定食谱，减体重、调血糖

对于糖尿病患者来说，

吃好一日三餐是头等大事。

可是，

怎么知道自己每天需要摄入多少热量，

怎样安排每天的餐次和每一餐的食物，

怎样既吃得营养丰富又稳住血糖？

在本章节都会找到答案。

算一算，一天需要多少总热量

糖尿病患者应根据自身情况，制订相应的热量摄入标准，依据摄入热量稍低于日常活动所需要的热量的原则，严格控制摄入的总热量。下面以一个糖尿病患者为例子，根据他的身高、体重和劳动强度等，计算他每日所需的总热量。

老王，男性，50岁，身高175厘米（1.75米），体重85千克，从事办公室管理工作，属于轻体力劳动。2年前诊断出糖尿病，经过治疗，血糖控制良好。

第一步：判断体重状况

肥胖程度计算方法：体重指数（BMI）= 体重（千克）÷ 身高（米）^{2}

体重判断标准	
正常体重	18.5 ≤体重指数≤ 23.9
消瘦	体重指数 <18.5
轻度肥胖	24 ≤体重指数≤ 27.9
肥胖	28 ≤体重指数≤ 29.9
重度肥胖	体重指数≥ 30

老王的体重是85千克，身高是1.75米，体重指数（BMI）= $85 \div 1.75^2$ ≈ 27.76，属于轻度肥胖。

第二步：根据体重状况和劳动强度计算每日需要的总热量

每日所需总热量计算方法：全天所需总热能（千卡）= 标准体重× 每日热能需要量

不同体力劳动的热能需要量				
劳动强度	举例	每日热能需要量（千卡 / 千克标准体重）		
		消瘦体重者	正常体重者	肥胖体重者
卧床休息		20~25	15~20	15
轻体力劳动	教师、办公室管理、售货员、钟表修理工	35	25~30	20~25
中体力劳动	学生、司机、电工、外科医生、体育活动	40	35	30
重体力劳动	农民、建筑工、搬运工、伐木工、冶炼工、舞蹈者	45~50	40	35

老王每日工作属轻体力劳动，又属于肥胖体重范围，每日应摄入热能量为：20~25千卡 / 千克标准体重，因此老王每日所需的总能量为以下数值：每日所需总热量 = 70×（20~25）=1400~1750 千卡（在营养学中，1 千卡 =4.1855 千焦）。

分一分，分配好三餐和加餐的热量比例

为了保证血糖相对稳定，建议糖尿病患者将一天所需要的总热量分配到一日三餐和加餐之中，而且一日三餐不仅要定时定量，还要保证营养均衡。那么，怎样安排好这一日三餐和加餐呢？

● 合理分配一日三餐的热量

一日三餐的分配主要有两种方式：一是按 1/5、2/5、2/5 的比例进行分配；二是根据个人的饮食习惯三餐等量分配为 1/3、1/3、1/3。每日进餐总量和三餐分配相对固定。如果有加餐，应从上一餐的总热量中减去加餐所产生的热量。加餐可避免一次性进食过多而增加胰岛的负担，出现血糖过高，也可防止进食过少而发生低血糖。

在前面的例子中，老王每日需要的总热量为 1400~1750 千卡，如早、午、晚三餐按 1/5、2/5、2/5 的比例分配，三餐的能量分别为：

早餐的热量 =（1400~1750）千卡 ×1/5=280~350 千卡

午餐的热量 =（1400~1750）千卡 ×2/5=560~700 千卡

晚餐的热量 =（1400~1750）千卡 ×2/5=560~700 千卡

如果按照三餐等量分配的原则，则三餐的能量分别为：（1400~1750）千卡 ×1/3=466~583 千卡

● 三大营养素的配置要合理

三大营养素指的是蛋白质、脂肪、碳水化合物，它们是维持人体生命活动必不可少的物质。

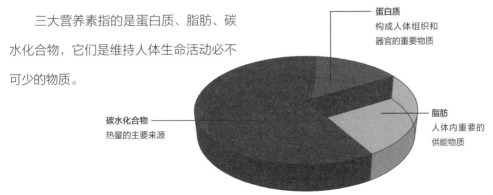

蛋白质
构成人体组织和器官的重要物质

脂肪
人体内重要的供能物质

碳水化合物
热量的主要来源

日常饮食中，在保证摄入最低总热量的基础上，应确定对血糖影响最大的三大营养素的摄入量。可按照蛋白质10%~15%、脂肪20%~25%、碳水化合物55%~60%的比例，调节好碳水化合物、蛋白质、脂肪等的摄入平衡。糖尿病患者选择食物时，应遵循低糖、低脂肪、高蛋白质、高纤维素、少盐、少胆固醇的原则来选择。

另外，糖尿病患者每日还要补充充足的水分，规划合理的膳食计划，平衡摄取人体所需的各种营养素。

● 合理安排三餐主食的量

主食是含碳水化合物较多的食物，是全天需要热量的主要来源，包括面粉、大米、荞麦等。糖尿病患者需根据自身的状况，安排好每日三餐主食的量。

以上面的例子老王为例，每日所需的总热量为1400~1750千卡，则每日主食的量为200~287.5克。为了维持餐后血糖稳定，老王需要将主食分配到一日三餐中。如果早、午、晚三餐按1/5、2/5、2/5的比例分配，那么他三餐主食的量分别为40~57.5克、80~114.2克、80~114.2克。

糖尿病总热量与主食量对应表	
每日所需总热量（千卡）	主食量（克）
1200	150
1300	175
1400	200
1500	225
1600	250
1700	275
1800	300
1900	325
2000	350
2100	375
2200	400

● 合理安排三餐副食的量

除了主食，糖尿病患者还要规划好每日需要的副食量。右表是糖尿病一般人群每日副食品种及用量。

糖尿病总热量与主食量对应表	
食物种类	用量
蔬菜	500克
瘦肉	100~150克
蛋类	1个鸡蛋（每周3~5个）
豆制品	50~100克（每周2~7次）
奶制品	250克
水果	不超过200克（在血糖得到控制的情况下）
油脂	不超过20克

糖尿病患者可根据自己的体重、劳动强度以及饮食习惯，在保证每日总热量摄入不超标的前提下，将上述食物分配到每日三餐之中，避免食物"扎堆"而引起血糖升高。

● 加餐应减少正餐主食的量

很多糖尿病患者刚开始控制饮食时，都会产生饥饿感。在保持正常热量摄入的情况下出现饥饿感不必忧虑，坚持饮食控制一段时间后，饥饿感会自然而然地消失。但是，过度的饥饿感可能会造成低血糖或反跳性血糖升高，所以，需要适时加餐。

水果加餐注意事项

糖尿病患者在血糖控制比较好的情况下，可适当吃一些水果作为加餐。水果富含丰富的维生素、矿物质、膳食纤维等营养素，作为加餐食用，不仅能补充营养素，还有利于促进胰岛功能，提高胰岛素敏感性，对血糖控制有益。

◎ 选择水果作为加餐时，宜选在上午9点半或者下午3点半左右，睡前1小时也可食用。

◎ 吃水果要注意减掉当日相应的主食食用量，一般200克水果能替换25克主食。

◎ 宜选择一些含糖量低的水果，如柚子、猕猴桃等，应避免食用含糖量高的水果及水果的加工制品，如哈密瓜、柿子、枣、果脯等。

主食类加餐注意事项

除了水果，全麦面包、饼干等也是加餐的良好选择，可减少饥饿感，避免低血糖。使用面包、饼干等作为加餐时，要注意以下事项：

◎ 购买面包、饼干时，要仔细确认食品标签上的配料表，避免购买含有白糖、麦芽糖、糖浆、蜂蜜等容易被人体吸收、可使血糖快速升高的产品，尽量选择以粗粮为主要原料的产品。

◎ 加餐的时间，建议在上午9点半~10点，或者下午3点左右。

◎ 因全麦面包、饼干等食物以面粉为主要原料，碳水化合物含量较高，食用时要注意减掉当日相同重量的主食食用量。同时，要注意控制加餐的量，避免过多，以免影响正餐。

坚果类加餐注意事项

有的糖尿病患者喜欢在加餐时吃核桃、花生、瓜子、榛子、松仁等干果。需要注意的是，干果油脂含量较高，应注意控制食用量，建议每天不要超过25克。同时也要相应地减少油脂的摄入以及相应分量的主食摄入。

换一换，确定六大食物的交换份数

食物交换份是目前国际上通用的饮食控制方案，它可以在不超出全天总热量的前提下，使每日的食谱尽可能丰富美味，使糖尿病患者的膳食不再单调。

● 什么是食物交换份

所谓食物交换份，就是将食物分成四组，分别是谷薯、果菜、肉蛋、油脂。同类食物在一定重量内，所含的蛋白质、脂肪、碳水化合物和热量相似，因此可以互相替代。利用食物交换份，只要每日膳食包括这四大类食品，即可构成平衡膳食。为了便于了解和控制总热量，四类食物中每份所含热量均约为 90 千卡。

食品交换分四大组，包括 8 个小类，每类的营养价值表							
组别	类别	每份质量（克）	热量（千卡）	蛋白质（克）	脂肪（克）	糖类（克）	主要营养素
谷薯组	谷薯类	25	90	2.0	—	20.0	糖类、膳食纤维
果菜组	水果类	200	90	1.0	—	21.0	维生素
	蔬菜类	500	90	5.0	—	17.0	矿物质
肉蛋组	肉蛋类	50	90	9.0	6.0	—	脂肪
	大豆类	25	90	9.0	4.0	4.0	膳食纤维
	奶制品	160	90	5.0	6.0	—	蛋白质
油脂组	坚果类	15	90	4.0	7.0	2.0	脂肪
	油脂类	10	90	—	10.0	—	脂肪

● 计算每日食物交换份的份数

食物交换份份数的计算方法为：

食物交换份的份数 = 每日需要的总热量（千卡）÷ 90（千卡）

不同热量糖尿病患者饮食内容举例表

热量 （千卡）	交换份 数（份）	谷薯类		果菜类		肉蛋类		油脂类	
		重量（克）	单位（份）	重量（克）	单位（份）	重量（克）	单位（份）	重量（克）	单位（份）
1200	14	350	6	500	1	150	3	20	2
1400	16	400	8	500	1	150	3	20	2
1600	18	450	10	500	1	150	3	20	2
1800	20	500	12	500	1	150	3	20	2
2000	22	550	14	500	1	150	3	20	2
2200	24	600	16	500	1	150	3	20	2

● 等值食物交换表

等值谷物食物交换表

食品	等值交换重量（克）	食品	等值交换重量（克）
大米、小米、薏米、糯米	90	苏打饼干	25
白面、玉米面	90	烧饼、烙饼、馒头	35
莜麦面、荞麦面	90	生面条	35
燕麦片	90	咸面包	35
高粱米、玉米、米粉	90	魔芋面条	35
各种挂面、龙须面、通心粉	90	土豆	100
芸豆、干豌豆	90	湿粉皮、凉粉	150
绿豆、红小豆	90	鲜玉米（中等个）	200

注意：每份交换份提供热量 90 千卡，蛋白质 2 克，糖类 20 克。

等值蔬菜类食物交换表

食品	等值交换重量（克）	食品	等值交换重量（克）
白菜、圆白菜、空心菜	500	绿豆芽、鲜蘑菇、芦笋	500
芹菜、竹笋、西葫芦	500	茼蒿、韭菜、茴香	500
白萝卜、茭白、青椒、冬菇	400	丝瓜、冬瓜、茄子	500
菜花、南瓜	350	黄瓜、番茄、苦瓜	500
鲜豇豆、扁豆、洋葱、蒜薹	250	苋菜、芥蓝、莴笋	500
胡萝卜、蒜苗	200	水浸海带	500
山药、荸荠、藕	150	菠菜、油菜、茄子	500
鲜豌豆、毛豆	70	干香菇	50

注意：每份交换份提供热量 90 千卡，蛋白质 5 克，糖类 17 克。

等值水果类食物交换表

食品	等值交换重量（克）	食品	等值交换重量（克）
西瓜	500	李子、杏、猕猴桃	200
草莓	300	橘子、橙子、柚子	200
梨、桃、苹果	200	杧果、柿子、鲜荔枝、香蕉	150

注意：每份交换份提供热量 90 千卡，蛋白质 1 克，糖类 21 克。

等值肉蛋类食物交换表

食品	等值交换重量（克）	食品	等值交换重量（克）
香肠（瘦）、火腿	20	鹌鹑蛋（6 个）	60
肥少瘦多的牛、羊、猪肉	25	鸭蛋、松花蛋（1 个）	60
熟无糖叉烧肉、午餐肉	35	鲢鱼、鲫鱼、草鱼、鲤鱼	80
熟酱牛肉、酱鸭、扒鸡	35	甲鱼、比目鱼、大黄鱼、带鱼	80
精瘦牛、羊、猪肉	50	鳝鱼、大燕鱼	80
鸭、鹅瘦肉	50	对虾、鲜贝、青虾	80
鸡瘦肉	50	兔肉、蟹肉、鱿鱼	100
鸡蛋	60	水发海参	350

注意：每份交换份提供热量 90 千卡，蛋白质 9 克，脂肪 6 克。

等值豆类食物交换表

食品	等值交换重量（克）	食品	等值交换重量（克）
干黄豆	20	豆腐干	50
腐竹	20	北豆腐	100
豆腐丝	50	南豆腐	150
油豆腐	50	豆浆（黄豆 1 份加同等重量的水 8 份，磨浆）	400

注意：每份交换份提供热量 90 千卡，蛋白质 9 克，脂肪 4 克，糖类 4 克。

等值奶制品类食物交换表

食品	等值交换重量（克）	食品	等值交换重量（克）
脱脂奶粉（无糖）	20	酸奶（无糖）	130
全脂奶粉	25	鲜牛奶	160
奶酪	25	鲜羊奶	160

注意：每份交换份提供热量 90 千卡，蛋白质 5 克，脂肪 5 克，糖类 6 克。

等值油脂类食物交换表

食品	等值交换重量（克）	食品	等值交换重量（克）
花生油、玉米油、豆油（1汤匙）	10	猪、牛、羊油	10
香油	10	黄油	10
核桃仁、花生米	15	葵花籽（带壳）	20
杏仁	15	西瓜子（带壳）	25

注意：每份交换份提供热量 90 千卡，脂肪 10 克。

● 食物交换份的具体应用

一日三餐食物交换应用举例

早餐	◎ 花卷 80 克 → 烙饼 80 克 ◎ 牛奶 250 克 → 豆浆 200 克 ◎ 拌海带丝 100 克 → 拌黄瓜 100 克
中餐	◎ 发糕 80 克 → 大米饭 80 克 ◎ 肉片炒大白菜（瘦肉 50 克，大白菜 100 克）→ 肉片炒丝瓜（瘦肉 50 克，丝瓜 100 克） ◎ 炝莴笋：莴笋 100 克 → 凉拌苦瓜（苦瓜 100 克）
晚餐	◎ 玉米面窝头 80 克 → 馒头 80 克 ◎ 肉炒茭白（瘦肉 25 克，茭白 100 克）→ 肉片炒西葫芦（瘦肉 25 克，西葫芦 100 克） ◎ 茄子炒豆腐丝（茄子 100 克，豆腐皮 25 克）→ 豆腐丝炒韭菜（豆腐皮 25 克，韭菜 100 克）

食物交换份的使用原则

应用食物交换份制定食谱时，应掌握以下原则：

◎ 同类食物可以互换，如 50 克大米可以与 50 克小米、50 克燕麦片、50 克挂面互换。

◎ 生、熟可以互换，如 50 克大米可以与 70 克面包、70 克窝头互换。

◎ 不同食物可以互换，如 25 克小米可以与 200 克苹果、300 克草莓互换。

● 食物交换份与 GI、GL

使用食物交换份可以让饮食多样化且不易过量，保证膳食平衡，但是食物交换份只注重碳水化合物的"量"而忽略了"质"对血糖的影响。举个简单的例子：

馒头、大米饭、窝窝头（无馅）是我们平时常吃的主食，使用食物交换份的方法进行配餐时，这几种主食在摄入量上并没有太大的差距，但它们使血糖升高的速度和能力却有较大的差别。馒头和大米属于精细加工的食物，身体消化吸收也快，GI 指比较高，升糖速度要快。窝窝头通常用玉米面加面粉制作而成，含有一定量的粗纤维，升血糖的速度要比馒头、大米饭等精致食物慢。

因此，在使用食物交换份安排一日三餐的食物时，还要结合食物的 GI 值、GL 值进行调整。

● 利用食品交换份法科学配餐

这里我们仍然以 56 页"算一算，一天需要多少总热量"中的老王作为例子进行详细的计算演示。在计算演示之前，我们重新"复习"以下老王的资料：

老王

性别：男　　　　　　　　　　　年龄：50 岁

身高：175 厘米（1.75 米）　　　体重：85 千克（公斤）

职业：办公室管理　　　　　　　劳动强度：轻体力劳动者

体重状况：轻度肥胖　　　　　　糖尿病史：2 年

血糖控制情况：良好　　　　　　每日所需总热量：1400~1750 千卡

第一步：计算每日食物交换份的份数

根据老王的资料，他每日所需的总热量为 1400~1750 千卡。为了方便计算，取 1600 千卡这个数值进行计算演示。

老王每日食物交换份的份数 =1600（每日所需总热量）÷90 ≈ 18（份）

第二步：计算每日所需的营养

根据中国人的饮食习惯，三大营养素碳水化合物、蛋白质、脂肪分别占总热量的55%~60%、15%、20%~25%。为方便计算，这里取碳水化合物占60%、蛋白质占15%、脂肪占25%进行计算。

根据通用标准，碳水化合物和蛋白质每克均产生4千卡热量，脂肪每克产生9千卡热量。

老王所需要的三大营养素的食物量计算方法：

碳水化合物（克）=（每日所需总热量×60％）÷4=（1600×60％）÷4=240克

蛋白质（克）=（每日所需总热量×15％）÷4=（1600×15％）÷4=240克=60克

脂肪（克）（每日所需总热量×60％）÷4=（1600×25％）÷9≈44克

老王所需的食物量和食物来源		
营养素	食物量	食物来源
碳水化合物	240克	主要来源于主食，如谷物类
蛋白质	60克	主要来源于肉类、蛋类、豆类
脂肪	44克	主要来源于奶类、肉类、蛋类

第三步：平均分配每类食品的分数

根据61页"不同热量糖尿病患者饮食内容举例表"，老王每日食物份数为18份，其中各种食物的量和份数为：

谷薯类		果菜类		肉蛋类		油脂类	
重量（克）	单位（份）	重量（克）	单位（份）	重量（克）	单位（份）	重量（克）	单位（份）
250	10	500	1	150	3	20	2

第四步：设计食谱

老王可参考上面计算和查询的数据、63页"食物交换份的具体应用"，以及自己的口味、喜好等，进行食物搭配和菜谱设计，以使自己的饮食尽可能地多样化和营养丰富。同时，也可以根据食物交换份改变花样，控糖和享受美食两不误。

不同人群全天配餐举例

全天所需总热量	餐次	配餐
1200~1300 千卡	早餐	馒头(面粉50克),牛奶250克,煮鸡蛋1个,清炒蒜薹（蒜薹125克、植物油4克）
	午餐	二米饭（大米25克、紫米25克），爆炒双萝卜（火腿20克、白萝卜100克、胡萝卜20克、植物油4克），小油菜豆腐汤（小油菜100克、豆腐50克、海米5克、笋片10克、蘑菇片5克、植物油4克）
	晚餐	二米面发糕（大米25克、小米25克），肉片炒香菇（瘦肉50克、鲜香菇100克、青椒20克、植物油4克），魔芋烧青椒（魔芋35克、青椒50克、胡萝卜50克、植物油4克）
1400~1500 千卡	早餐	烙饼65克，豆浆300克，煮鸡蛋1个，拌白菜心（大白菜心100克、香油2克）
	午餐	馒头65克，葱烧兔肉（葱30克、兔肉100克、植物油5克），油菜汤（油菜150克、植物油3克）
	晚餐	大米饭65克，小米粥20克，清炖鲢鱼（鲢鱼80克、植物油3克），韭菜炒海米（韭菜250克、海米5克、植物油3克）

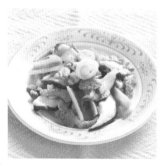
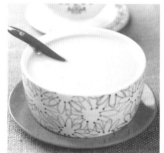
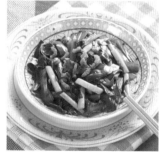

全天所需总热量	餐次	配餐
1600~1700 千卡	早餐	红小豆大米发糕（红小豆 25 克、大米 60 克），牛奶 220 克，洋葱炒鸡蛋（洋葱 100 克、鸡蛋 1 个、植物油 4 克）
	午餐	馒头（面粉 85 克），肉炒茄子（猪瘦肉 50 克、茄子 150 克、植物油 4 克），紫菜圆白菜汤（圆白菜 50 克、紫菜 10 克、植物油 4 克）
	晚餐	大米饭（大米 85 克），炒白萝卜（白萝卜 100 克、植物油 4 克），猪肉炒冬笋（猪瘦肉 50 克、竹笋 100 克、植物油 4 克）
	睡前加餐	草莓 60 克
1800~1900 千卡	早餐	葱花饼（面粉 100 克），牛奶 220 克，香肠拌青椒（青椒 100 克、瘦肉香肠 20 克、香油 3 克）
	午餐	大米饭（大米 100 克），肉炒萝卜春笋（猪瘦肉 50 克、胡萝卜 50 克、春笋 150 克、植物油 4 克），鸡蛋紫菜汤（鸡蛋 1 个、紫菜 5 克、香油 4 克）
	晚餐	大米饭（大米 100 克），炒芥蓝莴笋（芥蓝 150 克、莴笋 100 克、植物油 4 克），豆腐菠菜汤（菠菜 100 克、南豆腐 150 克、植物油 4 克）
	睡前加餐	苹果 50 克

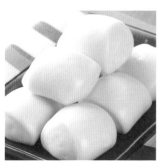
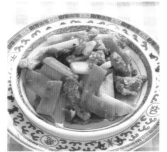
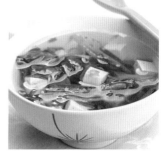

全天所需总热量	餐次	配餐
2000~2100 千卡	早餐	二合面发糕（面粉 80 克、玉米面 40 克），豆浆 250 克，煮鸡蛋 1 个，素炒油菜（油菜 100 克、香油 4 克）
	午餐	花卷(面粉 120 克),五香兔肉(兔肉 100 克、青椒 30 克、植物油 5 克)，炒青椒瓜片（西葫芦 100 克、青椒 100 克、植物油 3 克）
	晚餐	大米饭（大米 80 克),小米粥（小米 40 克），清炒莴笋胡萝卜（莴笋 100 克、胡萝卜 50 克、植物油 4 克），草鱼丝瓜煲（草鱼 80 克、丝瓜 100 克、植物油 4 克）
	睡前加餐	草莓 50 克

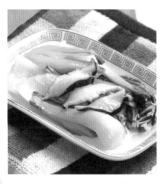
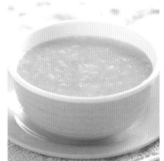
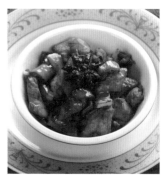

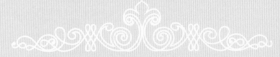

第五章

吃对食物，平稳降血糖

平稳降血糖，食物比药物更重要。
选对食物，用对烹饪方法，
既能补充身体所需要的营养成分，
又能享受美味，
同时还能稳住血糖，
让血糖降下来。
不用怀疑，高血糖人群也能有口福！

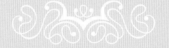

五谷类

玉米

调节胰岛素分泌，稳定血糖

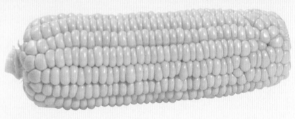

性平，味甘淡，归胃、肾经。

热量：352 卡 /100 克。

适宜人群：一般人均可食用，三高人群尤为适宜。

推荐食用量：鲜玉米每天 100 克，玉米面、玉米每天 50~100 克。

降糖关键词：膳食纤维、镁、谷胱甘肽、硒。

玉米富含膳食纤维，可减缓消化速度，有利于餐后血糖控制。膳食纤维也可加快胆固醇的代谢，可让血液中胆固醇控制在最理想的水平。

玉米中含有的镁、谷胱甘肽具有调节胰岛素分泌的功效，能够稳定血糖。

玉米中还含有硒元素，硒具有类似胰岛素的作用，可促进葡萄糖的运转，从而降低血糖。

这样吃降血糖

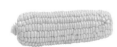

玉米 + 豆类 → 提供更全面的氨基酸，降低胆固醇

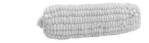

玉米 + 碱 → 烹调玉米时加碱有利于保存玉米中的维生素 B_1、维生素 B_2 等营养素，也能释放玉米中更多的维生素 B_3，更有利于人体健康

食用禁忌

糖尿病患者宜食用含膳食纤维较多的老玉米，少吃含糖量较高的甜玉米和食用后使血糖升高的糯玉米。

影响血糖的营养素含量（以 100 克食物为例）				
可食部	三大营养素			膳食纤维
	脂肪	糖类	蛋白质	
玉米（白、干）100 克	3.8 克	74.7 克	8.8 克	8 克

维生素				矿物质		
维生素 C	维生素 B_1	维生素 B_2	维生素 E	钙	镁	锌
—	0.27 毫克	0.07 毫克	8.23 毫克	10 毫克	95 毫克	1.85 毫克

青椒枸杞玉米粒

总能量	蛋白质	脂肪	糖类
约168.49 千卡	5.64 克	5.5 克	29 克

原料：青椒 200 克，玉米粒 100 克，盐 1 克，植物油 3 克，枸杞子、胡椒粉各适量。

做法：

1. 玉米粒洗净，用沸水焯一下，捞出沥干；青椒洗净，切成同玉米粒大小的方丁；枸杞子洗净。

2. 锅内放油，烧至七成熟时，放入青椒丁翻炒。

3. 锅内留底油，放入玉米粒略炒，下青椒丁翻炒，加入盐、胡椒粉至双丁熟后，下枸杞子炒匀即可。

功效：益脾胃、降血糖、降血脂。特别适宜高血糖、高血脂人群。

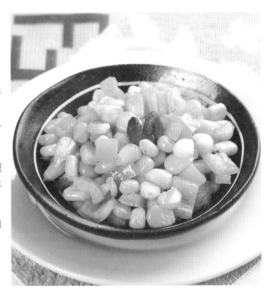

玉米排骨汤

总能量	蛋白质	脂肪	糖类
约490 千卡	27.3 克	34.2 克	19.7 克

原料：小排骨 200 克，玉米 1 根，白萝卜 50 克，葱、姜、料酒、醋、盐各适量。

做法：

1. 将小排骨焯水后捞出控干水分，加料酒、盐腌制 30 分钟。

2. 玉米切小块；白萝卜切厚片；葱、姜切片，备用。

3. 将所有原料下锅煮，烧开后撇沫，再炖 60 分钟。最后加少许醋调味即可。

功效：降低血液胆固醇浓度并防止其沉积于血管壁，促进对维生素和钙的吸收。适宜糖尿病合并高血脂人群。

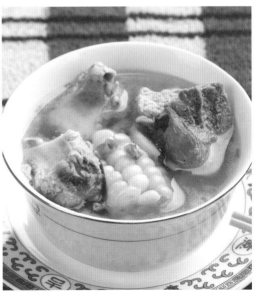

燕麦

防止餐后血糖飙升

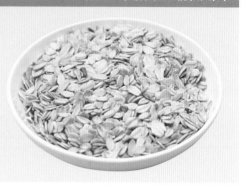

性温，味甘，归肝、脾、胃经。

热量： 338 千卡 /100 克。

适宜人群： 一般人均可食用，更适合中老年人。

推荐食用量： 每天 40 克。

降糖关键词： 膳食纤维、维生素 B_1、亚麻酸。

燕麦的营养价值很高，其含有的可溶性膳食纤维是小麦的 10~15 倍，可延缓淀粉分解为葡萄糖，减缓人体对葡萄糖的吸收，控制餐后血糖升高。

燕麦还富含维生素 B_1，能参与糖类及脂肪的代谢，帮助葡萄糖转变成能量。

这样吃降血糖

燕麦 + 牛奶 → 营养均衡、全面，容易消化，可减轻胃肠负担

燕麦 + 酸奶 → 有利于营养素的吸收，口感也好

影响血糖的营养素含量（以 100 克食物为例）				
可食部	三大营养素			膳食纤维
	脂肪	糖类	蛋白质	
100 克	0.2 克	77.4 克	10.1 克	6 克

维生素				矿物质		
维生素 C	维生素 B_1	维生素 B_2	维生素 E	钙	镁	锌
—	0.46 毫克	0.07 毫克	0.91 毫克	58 毫克	116 毫克	1.75 毫克

降糖厨房

猕猴桃玉米燕麦粥

总能量	蛋白质	脂肪	糖类
约 307.6 千卡	8.05 克	1.65 克	71.9 克

原料： 猕猴桃 100 克，玉米面 25 克，燕麦片 50 克。

做法：

1. 猕猴桃去皮，稍微冲洗后切成小块；玉米面用冷水调成糊状；燕麦片倒入适量的开水搅拌均匀。

2. 锅内放适量水烧开，放入调好的玉米糊，用小火烧开后，再加入燕麦片、猕猴桃，一起调匀即可食用。

功效： 助消化，预防和缓解便秘，还有助于改善血液循环，缓解压力。

荞麦

改善糖耐量，预防心脑血管病

性寒，味甘，归肺、脾、胃经。

热量： 337 千卡 /100 克。

适宜人群： 一般人均可食用，尤其适合食欲不振、糖尿病患者。

推荐食用量： 每天 60 克。

降糖关键词： 锌、维生素 E、铬、镁、芦丁、维生素 B_3。

荞麦富含矿物质铬，可增加胰岛素活性，加速体内糖代谢，也可促进脂肪代谢与蛋白质的合成，对预防与控制糖尿病有利。

荞麦中的维生素 E、矿物质锌，可改善糖耐量，对控制餐后血糖波动有助益。

荞麦还富含镁、芦丁、维生素 B_3 等成分，可软化血管、防止血栓形成，还能降低血脂，有助于预防糖尿病并发高脂血症、高血压。

此外，荞麦的血糖生成指数只有 54，轻度糖尿病患者可通过食用荞麦来控制病情。

影响血糖的营养素含量（以 100 克食物为例）					
可食部	三大营养素			膳食纤维	
	脂肪	糖类	蛋白质		
100 克	2.3 克	73 克	9.3 克	6.5 克	
维生素				矿物质	
维生素 C	维生素 B_1	维生素 B_2	维生素 E	钙	镁	锌
—	0.28 毫克	0.16 毫克	4.4 毫克	47 毫克	258 毫克	3.62 毫克

降糖厨房

胡萝卜荞麦面汤

总能量	蛋白质	脂肪	糖类
约 210 千卡	6.55 克	1.58 克	44 克

原料：荞麦面 50 克，胡萝卜 100 克，酱油、料酒、葱各适量。

做法：

1. 把胡萝卜洗净、切小丁；葱洗净、切末。

2. 锅内加水，再加处理好的胡萝卜、葱一起煮，将近煮开的时候，加料酒、酱油调味。

3. 荞麦面加水调成稠糊状，用汤匙拨入汤中，煮开即可。

功效：帮助消化，加速糖代谢，有利于餐后血糖稳定。

黄豆

促进胰岛素分泌

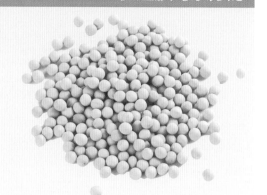

性平，味甘，归脾、肾经。

热量： 390 千卡 /100 克。

适宜人群： 一般人均可食用。

推荐食用量： 每天 50 克。

降糖关键词： 抑制胰酶的某种物质。

黄豆中含有一种抑制胰酶的物质，它对糖尿病有一定的疗效。

黄豆的血糖生成指数低，是糖尿病患者理想的补益食品。

黄豆有"豆中之王"之称，营养丰富，含有蛋白质、维生素 A、B 族维生素、维生素 D、维生素 E 及钙、磷、铁等矿物质，碳水化合物含量很低，且不含胆固醇，其被营养学家推荐为防治冠心病、高血压、动脉粥样硬化等疾病的理想保健品。

这样吃降血糖

黄豆 + 茄子 → 益气养血、通气、润肠、润燥，保护血管，缓解糖尿病眼底病变

黄豆 + 萝卜 → 营养互补，可消食、缓解便秘，促进糖代谢

食用禁忌

体质寒凉者不能多食黄豆；糖尿病合并肾病者应控制黄豆及豆制品的摄入量。

患有痛风、肾病、乳腺增生、糖尿病、苯丙酮尿症、胃炎、消化性溃疡等病症的人群不宜食用黄豆及豆制品（包括豆浆、豆腐等）。

影响血糖的营养素含量（以 100 克食物为例）				
可食部	三大营养素			膳食纤维
	脂肪	糖类	蛋白质	
100 克	16 克	34.2 克	35 克	15.5 克
维生素				矿物质		
维生素 C	维生素 B₁	维生素 B₂	维生素 E	钙	镁	锌
一	0.41 毫克	0.2 毫克	18.9 毫克	191 毫克	199 毫克	3.34 毫克

黄豆烧萝卜

总能量	蛋白质	脂肪	糖类
约 273.9 千卡	18.2 克	15 克	21.1 克

原料：黄豆 50 克，白萝卜 100 克，植物油 4 克，香油 3 克，盐 2 克，白醋少许。

做法：

1. 黄豆提前泡一晚，洗净，沥干水分；白萝卜洗净，切成丁备用。

2. 锅内放油，待油热后下黄豆翻炒，然后倒入白萝卜煸炒。

3. 加入少许清水、盐，用中火煮 2 分钟，淋香油即可。

功效：健胃消食、下气通便，防治便秘，加速糖代谢。

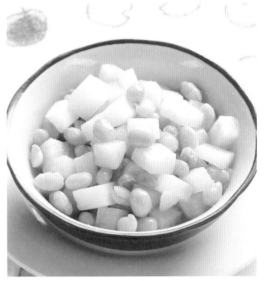

黄豆芹菜拌胡萝卜

总能量	蛋白质	脂肪	糖类
约 155.18 千卡	10.3 克	7.2 克	15.6 克

原料：芹菜 100 克，黄豆 25 克，胡萝卜 100 克，香油 3 克，盐 2 克，白醋、花椒、大料各少许。

做法：

1. 黄豆提前泡一晚，泡好的黄豆放在锅里加盐、花椒、大料煮熟，备用。

2. 芹菜择去叶子、切丁，入热水锅焯透，捞出沥干水分；胡萝卜洗净、切小丁，用开水焯一下，捞出备用。

3. 将三种菜拌在一起，加盐、香油、白醋拌匀即可。

功效：滋阴润燥、清肠排毒，对防治便秘、降低胆固醇、保护血管、预防糖尿病并发心血管病有益。

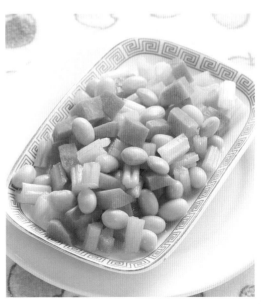

绿豆

减肥消脂，稳定血糖

性寒，味甘，归心、胃经。

热量： 329 千卡 /100 克。

适宜人群： 一般人均可食用，更适合高血压、糖尿病眼病患者。

推荐食用量： 每天 50 克。

降糖关键词： 低聚糖（戊聚糖、半乳聚糖等）、B 族维生素、矿物质。

绿豆中含有相当数量的低聚糖（戊聚糖、半乳聚糖等），这些低聚糖很难被消化吸收，所以绿豆提供的热量比其他谷物低，同时对糖尿病患者的空腹血糖、餐后血糖的降低有一定作用，对肥胖者和糖尿病患者、肥胖型糖尿病患者有辅助治疗的作用。

绿豆中 B 族维生素、矿物质含量丰富，脂肪含量很低，还有保肝护肝、抑制脂肪吸收的功效，对糖尿病并发脂肪肝有益。

这样吃降血糖

绿豆 + 南瓜 → 降糖效果更好，还有清热解毒的作用

 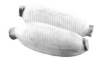

绿豆 + 莲藕 → 清热凉血、健脾开胃、养心降压，对糖尿病并发肝病、高血压有辅助治疗作用

食用禁忌

绿豆性质偏凉，因此体质虚寒或正在服用温补类食物的人应避免食用。

煮绿豆时不要加碱，否则会破坏绿豆中的维生素，使其营养价值降低。

不要用铁锅煮绿豆，因铁锅容易导致绿豆发生氧化、变黑。

影响血糖的营养素含量（以 100 克食物为例）				
可食部	三大营养素			膳食纤维
	脂肪	糖类	蛋白质	
100 克	0.8 克	62 克	21.6 克	6.4 克

维生素				矿物质		
维生素 C	维生素 B₁	维生素 B₂	维生素 E	钙	镁	锌
—	0.25 毫克	0.11 毫克	10.95 毫克	81 毫克	125 毫克	2.18 毫克

绿豆猕猴桃大米粥

总能量	蛋白质	脂肪	糖类
约 398.5 千卡	10.15 克	10.15 克	68.6 克

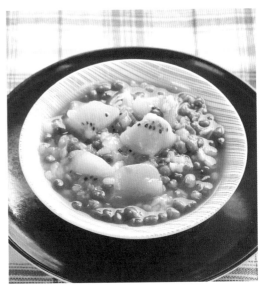

原料：大米 50 克，绿豆 25 克，猕猴桃 100 克。

做法：

1. 绿豆挑去杂质，淘洗干净，用清水浸泡 4 小时；猕猴桃去皮，切小块。

2. 大米与泡好的绿豆一并放入锅内，加入适量清水，用旺火烧沸后，转微火煮至米粒开花、绿豆酥烂，加入猕猴桃搅匀，稍煮一会儿即成。

功效：补充水分、矿物质，维持电解质平衡，消暑益气、止渴利尿、消肿排毒。

绿豆莴笋汤

总能量	蛋白质	脂肪	糖类
约 127.8 千卡	6.6 克	3.3 克	19 克

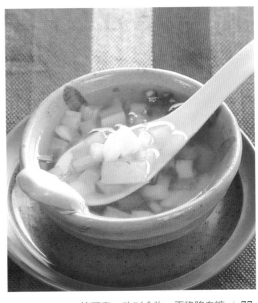

原料：莴笋 200 克，绿豆 25 克，香油 3 克，葱花 3 克，盐 1 克。

做法：

1. 绿豆洗净，用清水浸泡 4 个小时，沥干水分，备用；莴笋洗净、去皮、切丁。

2. 锅里加绿豆和适量水，大火煮沸后转中火煮至绿豆开花，随即下入莴笋丁，煮至莴笋熟透后，撒入盐、葱花，略煮片刻，加香油即可出锅。

功效：清热凉血、利尿消肿、止渴，保护肝脏，抑制脂肪的吸收。

黑米

预防糖尿病眼底病变

性平，味甘，归脾、胃经。

热量： 341 千卡 /100 克。

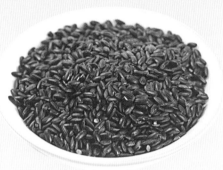

适宜人群： 少年白发、产后妇女、贫血者适宜。

推荐食用量： 每餐 50 克左右。

降糖关键词： 黄酮类化合物、生物碱、植物固醇、硒、锌、钾、镁、膳食纤维。

黑米含有水溶性黄酮类化合物以及生物碱、植物固醇等成分，有维持血管的正常渗透压、减低血管的脆性、防止血管破裂等作用，常吃黑米可预防糖尿病患者眼底病变。

黑米还富含人体必需的矿物质元素如硒、锌等，可促进人体的能量代谢、血液循环，改善新陈代谢，能够有效地控制体重，平稳血糖。

黑米含膳食纤维较多，消化速度比较慢，血糖生成指数低，因此，吃黑米可以起到稳定血糖的作用。

这样吃降血糖

黑米 + 大米 → 减轻消化系统负担，控制血糖，提供优质蛋白质

黑米 + 莲子 → 滋阴养心、健脾补肾，糖尿病患者适量食用有益于增强体质

食用禁忌

消化不良的人不要吃未煮烂的黑米，以免食后引起急性肠胃炎。食用黑米前，一定要浸泡，否则黑米不易熟透，营养成分不能完全析出，而且吃半生的黑米会造成消化不良。

影响血糖的营养素含量（以 100 克食物为例）				
可食部	三大营养素			膳食纤维
	脂肪	糖类	蛋白质	
100 克	2.5 克	72.2 克	9.4 克	3.9 克

维生素				矿物质		
维生素C	维生素 B$_1$	维生素 B$_2$	维生素 E	钙	镁	锌
—	0.33 毫克	0.13 毫克	0.22 毫克	12 毫克	147 毫克	3.8 毫克

黑米红枣枸杞粥

总能量	蛋白质	脂肪	糖类
约193千卡	5克	1.3克	41.5克

原料：黑米50克，红枣10克，枸杞子5克。

做法：

1. 黑米淘洗干净，提前一晚上用清水浸泡，沥干水分备用；红枣、枸杞子洗净。

2. 将黑米放入锅中，加入适量水，大火煮沸，加入红枣，改用小火熬煮30分钟至黏稠，最后放入枸杞子煮5分钟即可。

功效：养肝肾、补气血、健脾胃，适合胃口不佳、气色不好、体质虚弱的糖尿病患者，以及糖尿病合并高血压者。

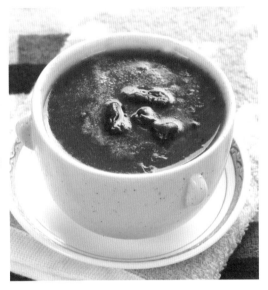

苹果黑米粥

总能量	蛋白质	脂肪	糖类
约302千卡	7克	1.6克	67克

原料：黑米50克，大米25克，苹果100克。

做法：

1. 黑米淘洗干净，用清水浸泡4小时；大米淘洗干净；苹果洗干净、切小丁。

2. 将黑米、大米一并放入锅内，加入适量清水，用旺火烧沸后，转微火煮至米粒开花，加入苹果丁搅匀，稍煮一会儿即成。

功效：帮助消化，维护血管健康，稳定餐后血糖。

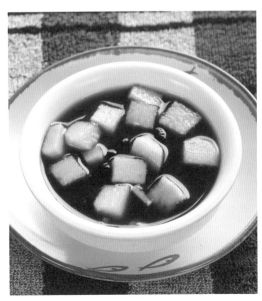

薏米

维持正常的胰岛素分泌

性微寒，味甘淡，归脾、肺、胃经。

热量： 361 千卡 /100 克。

适宜人群： 一般人均可食用，尤其适宜水肿、皮肤粗糙者。

推荐食用量： 每餐 50~100 克。

降糖关键词： 硒、薏苡聚糖 A、薏苡聚糖 B、薏苡聚糖 C。

薏米中含微量元素硒，这是一种类似维生素 C 的强抗氧化剂，可平稳血糖，促进胰岛细胞修复，维持正常的胰岛素分泌，也有促进人体的血液循环、能量代谢，加速新陈代谢，降低血脂与胆固醇的功效。

薏米还含有三种有效降糖物质——薏苡聚糖 A、薏苡聚糖 B、薏苡聚糖 C，对血糖有一定控制作用。

这样吃降血糖

薏米 + 冬瓜 → 可降低胆固醇、稳定血糖水平，还能清暑利湿

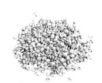

薏米 + 牛奶 → 营养丰富，稳定血糖，还有助于保持皮肤光泽细腻

食用禁忌

薏米性凉，脾虚无湿、大便燥结者及孕妇、经期女性、虚寒体质者不宜多吃薏米。

薏米中所含的糖类黏性很高，不利于消化，一次不可食用过多。

影响血糖的营养素含量（以 100 克食物为例）				
可食部	三大营养素			膳食纤维
	脂肪	糖类	蛋白质	
100 克	3.3 克	71.1 克	12.8 克	2 克

维生素				矿物质		
维生素 C	维生素 B$_1$	维生素 B$_2$	维生素 E	钙	镁	锌
—	0.22 毫克	0.15 毫克	2.08 毫克	42 毫克	88 毫克	1.68 毫克

冬瓜薏米排骨汤

总能量	蛋白质	脂肪	糖类
约398.5千卡	21.5克	25.9克	20.5克

原料：薏米25克，排骨150克，冬瓜100克，盐2克，姜适量。

做法：

　　1.薏米洗净，加清水浸泡3~4个小时；排骨洗净，剁成块，用清水浸泡1小时（中间视血水情况换水1~2次），捞出沥干水分；薏米、排骨洗净；冬瓜洗净、切块；姜切片。

　　2.将排骨冷水入锅，煮出血水，捞出冲净。

　　3.砂锅放入水，下入排骨、薏米、冬瓜、姜，盖上煲盖，水开后关小火，煲50分钟左右，加入盐调味即可。

功效：利尿排毒、止渴，适合糖尿病患者补充营养、增强体质食用。

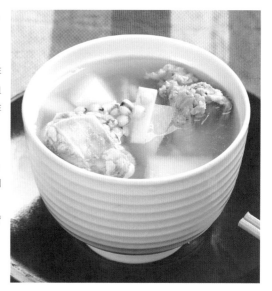

薏米红豆百合粥

总能量	蛋白质	脂肪	糖类
约271.6千卡	10.5克	1.2克	56.2克

原料：薏米、红豆、大米各25克，百合10克，枸杞子、核桃仁、银耳各少许。

做法：

　　1.红豆、薏米分别淘洗干净，放入清水中浸泡3小时；大米洗净；银耳泡发，洗净，撕成小块，再放入沸水锅中煮熟；百合、核桃仁、枸杞子分别洗净备用。

　　2.锅中加入适量清水，放入薏米、红豆，小火煮至米粒变软。

　　3.加入大米、枸杞子、百合、核桃仁，用小火煮至熟，放入银耳搅匀，即可出锅。

功效：低热量、高营养，止渴利尿、健脾除湿，对促进胰岛素分泌、加速糖代谢、稳定餐后血糖有益。

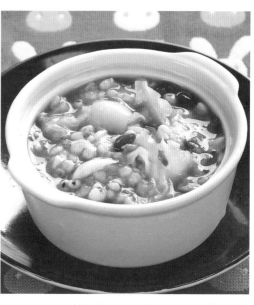

蔬菜类

西葫芦　　促进胰岛素分泌

性寒，味甘，归肺、胃、肾经。

热量：19 千卡 /100 克。

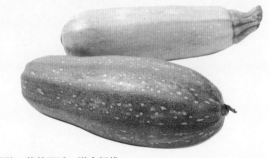

适宜人群：一般人均可食用。

推荐食用量：每天 80 克。

降糖关键词：维生素 C、天冬氨酸、瓜氨酸、葫芦巴碱、膳食纤维。

西葫芦中维生素 C 含量较高，可增强胰岛素的作用，有调节血糖、预防糖尿病的功效。

西葫芦中含有天冬氨酸、瓜氨酸、葫芦巴碱等营养成分，这些物质可促进胰岛细胞分泌胰岛素，进而起到控制血糖的作用。

西葫芦含有较多的膳食纤维等，这些物质不能被人体消化酶水解，但可促进肠道蠕动，有利于粪便排出，对糖尿病患者控制血脂升高也有益处。

另外，西葫芦含有一种干扰素的诱生剂，可刺激机体产生干扰素，从而提高免疫力，发挥抗病毒的作用。

这样吃降血糖

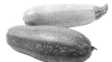

西葫芦 + 鸡蛋　→　营养更加全面，稳定餐后血糖，控制血脂升高

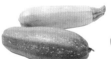

西葫芦 + 猪瘦肉　→　利水泻火、软坚化痰，降低血压

影响血糖的营养素含量（以 100 克食物为例）				
可食部	三大营养素			膳食纤维
	脂肪	糖类	蛋白质	
73 克	0.2 克	3.8 克	0.8 克	0.6 克

维生素				矿物质		
维生素 C	维生素 B₁	维生素 B₂	维生素 E	钙	镁	锌
6 毫克	0.01 毫克	0.03 毫克	0.34 毫克	15 毫克	9 毫克	0.12 毫克

清炒西葫芦丝

总能量	蛋白质	脂肪	糖类
约100千卡	2.3克	4.6克	11.1克

原料： 西葫芦400克，植物油4克，盐2克，葱5克，花椒10粒。

做法：

　　1. 西葫芦洗净、去瓤后切成丝；葱洗净、切末。

　　2. 将炒锅烧热，倒入植物油，放入花椒炸香，捞出花椒，再下入葱末煸炒出香味。

　　3. 然后放入西葫芦片翻炒，翻炒至快熟时，加入盐调味即可。

功效： 助消化，防便秘，强身体，降血糖。适合糖尿病、高血压、高血脂人群。

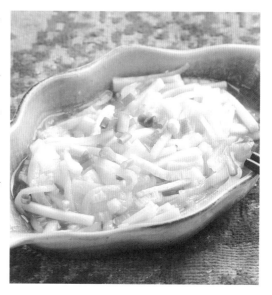

西葫芦炒肉片

总能量	蛋白质	脂肪	糖类
约112.3千卡	11.7克	6.2克	3.5克

原料： 西葫芦100克，猪瘦肉50克，植物油3克，盐、葱、蒜各适量。

做法：

　　1. 西葫芦洗净、切片；葱洗净，切成葱花；蒜切片；猪瘦肉洗净，切成片。

　　2. 炒锅烧热放油，油七成热时放入葱花、蒜片爆香，然后放入肉片翻炒至变色，加入西葫芦片，沥少许水，加入适量盐，翻炒均匀即可。

功效： 营养丰富，有助于提高免疫力、调节血糖、降低血压。

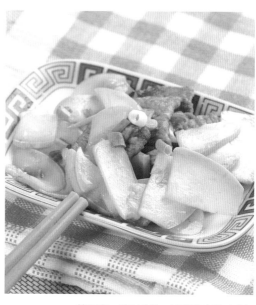

莴笋

促进糖代谢，预防便秘

性凉，味甘、苦，入脾、胃、肺经。

热量： 15 千卡 /100 克。

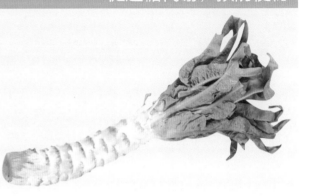

适宜人群： 一般人均可食用。

推荐食用量： 每餐宜吃 80 克。

降糖关键词： 维生素 B_3、钾。

莴笋中维生素 B_3 含量丰富，这种物质是胰岛素的激活剂，可促进人体内的糖代谢，常吃莴笋能改善血糖代谢功能。

莴笋中矿物质钾含量较高，有利于调节人体内的钠平衡，具有利尿、降血压的作用，可预防糖尿病并发症的发生。

这样吃降血糖

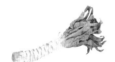 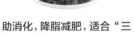

莴笋 + 木耳 → 助消化，降脂减肥，适合"三高"人群

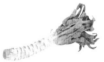

莴笋 + 香菇 → 清热化痰、理气宽松，改善食欲，增强血糖代谢功能

食用禁忌

莴笋性凉，脾胃虚寒、腹泻便溏者不宜食用。

莴笋含有草酸和嘌呤碱，痛风及肾结石、尿结石患者不宜食用。

影响血糖的营养素含量（以 100 克食物为例）					
可食部	三大营养素			膳食纤维	
	脂肪	糖类	蛋白质		
62 克	0.1 克	2.8 克	1 克	0.6 克	
维生素				矿物质	
维生素 C	维生素 B_1	维生素 B_2	维生素 E	钙	镁	锌
4 毫克	0.02 毫克	0.02 毫克	0.19 毫克	23 毫克	19 毫克	0.33 毫克

降糖厨房

美味莴笋片

总能量	蛋白质	脂肪	糖类
约75千卡	2.5克	4.2克	7克

原料：莴笋400克，葱5克，植物油4克，盐2克，花椒10粒。

做法：

    1. 莴笋削皮后，切薄片备用；葱洗净，切末。

    2. 炒锅置火上，倒油烧热，放入花椒炸香后捞出，下入葱末煸炒出香味，然后放入莴笋片翻炒，快熟时，加盐调味即可。

功效：清热解暑、利尿止渴，有助于改善糖尿病之口渴多饮的症状，还能帮助调节人体的钠平衡，有降压作用。

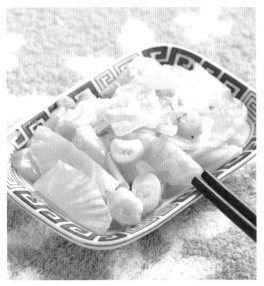

莴笋炒肉片

总能量	蛋白质	脂肪	糖类
约135千卡	11.4克	4.1克	4.2克

原料：莴笋200克，猪瘦肉50克，葱花3克，盐2克，香油2克，植物油3克，料酒、水淀粉、胡椒粉各少许。

做法：

    1. 将猪瘦肉洗净、切丝，用水淀粉、料酒抓匀；莴笋洗净、切小片。

    2. 锅里放油烧热，先下葱花爆出香味，再下肉丝，快速滑开，翻炒至肉丝变白。

    3. 倒入莴笋，加盐翻炒片刻，加胡椒粉翻炒，快出锅时放香油即可。

功效：营养丰富，可补虚强身、润泽肌肤，适用于糖尿病之体质虚弱、皮肤异常者。

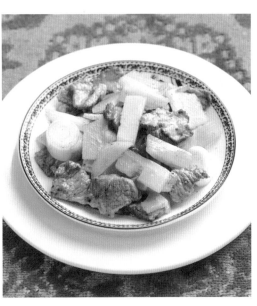

苦瓜

清热解毒，平稳血糖

性寒，味苦，归脾、胃、心、肝经。

热量： 22 千卡 /100 克。

适宜人群： 一般人均可食用，长疮疖的人尤其适合食用。

推荐食用量： 每天 80 克。

降糖关键词： 苦瓜皂苷、肽类、氨基酸、果胶。

苦瓜中的苦瓜皂苷有明显的降血糖作用，不仅有类胰岛素的作用，而且有刺激胰岛素释放的功能。苦瓜中的肽类物质，也能够有效调节血糖。

苦瓜还含有多种氨基酸和果胶等活性成分，这些成分有助于调节人体血糖。糖尿病患者常吃苦瓜，即可补充营养，又可改善糖尿病症状。

食用禁忌

苦瓜性寒，脾胃虚寒的人要少吃，尤其不能吃生苦瓜；女性在月经期间也应少吃。

苦瓜有降压降糖的作用，低血压、低血糖者不宜多吃。

影响血糖的营养素含量（以 100 克食物为例）				
可食部	三大营养素			膳食纤维
	脂肪	糖类	蛋白质	
81 克	0.1 克	4.9 克	1 克	1.4 克

维生素				矿物质		
维生素 C	维生素 B$_1$	维生素 B$_2$	维生素 E	钙	镁	锌
56 毫克	0.03 毫克	0.03 毫克	0.85 毫克	14 毫克	18 毫克	0.36 毫克

降糖厨房

黑木耳炒苦瓜

总能量	蛋白质	脂肪	糖类
约 113.4 千卡	3.5 克	5.5 克	11.1 克

原料：水发黑木耳 100 克，苦瓜 150 克，红椒 100 克，葱花 3 克，盐 2 克，植物油 5 克，花椒粉适量。

做法：

1. 苦瓜洗净，去籽，剖成两瓣，切片；红椒洗净，切成丝；木耳洗净，撕成小块。

2. 锅里放油烧热，加入葱花，先爆出香味，然后把苦瓜、红椒和木耳放进去，大火爆炒，加入盐、花椒粉调味，翻炒片刻即可。

功效：清热解毒、润肠通便，适用于便秘、胃肠有热的糖尿病患者；还能降脂减肥，对控制高血脂有益。

冬瓜

适合糖尿病合并肥胖者

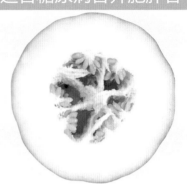

性凉，味甘、淡，入肺、大肠、小肠、膀胱经。

热量： 10 千卡 /100 克。

适宜人群： 一般人均可食用，尤其适合肾病、糖尿病、冠心病、高血压患者。

推荐食用量： 每天 60 克。

降糖关键词： 维生素 C、钾、丙醇二酸、膳食纤维。

冬瓜含维生素 C 较多，且钾盐含量高，钠盐含量较低，有利尿排湿的功效，可达到消肿而不伤正气的作用，非常适合糖尿病肾病、水肿患者食用。

冬瓜中所含的丙醇二酸具有利尿祛湿的功效，还能有效地抑制糖类转化为脂肪。

冬瓜中的膳食纤维含量较高，可改善血糖水平，还能降低体内胆固醇，防止动脉粥样硬化。

影响血糖的营养素含量（以 100 克食物为例）				
可食部	三大营养素			膳食纤维
	脂肪	糖类	蛋白质	
80 克	0.2 克	2.4 克	0.3 克	—

维生素				矿物质		
维生素 C	维生素 B₁	维生素 B₂	维生素 E	钙	镁	锌
16 毫克	—	—	0.04 毫克	12 毫克	10 毫克	0.1 毫克

降糖厨房

冬瓜鸡丝

总能量	蛋白质	脂肪	糖类
约 142.1 千卡	7.1 克	10 克	7.9 克

原料： 冬瓜 250 克，鸡腿肉 50 克，青椒 100 克，葱花 3 克，盐 2 克，香油 2 克，植物油 3 克，料酒、淀粉、胡椒粉各少许。

做法：

1. 将鸡腿肉洗净、切成丝，用淀粉、料酒抓匀；青椒洗净，切丝；冬瓜洗净，切小片。

2. 锅里放油烧热，先下葱花爆出香味，再下鸡丝，快速滑开，避免粘成一团，然后下青椒、冬瓜，加盐翻炒片刻，加胡椒粉翻炒片刻，快出锅时放香油即可。

功效： 解渴消暑、利尿祛湿，可防止上火、生疮，还有助于增强体质，提高免疫力，糖尿病患者适当食用对控制血糖、预防感染有益。

菠菜

刺激胰岛素分泌，降低血糖浓度

性凉，味甘，入大肠、胃经。

热量： 28 千卡 /100 克。

适宜人群： 一般人群均可食用，特别适合老、幼、病、弱者。

推荐食用量： 每天 100 克。

降糖关键词： 铬、菠菜皂苷 A、菠菜皂苷 B、膳食纤维、胡萝卜素等。

菠菜叶中含有铬、菠菜皂苷 A、菠菜皂苷 B 和一种类似胰岛素的活性物质，对控制血糖有益处。

菠菜中的膳食纤维含量也很高，有利于调节糖尿病患者的脂类代谢。

菠菜中含有大量胡萝卜素，在人体内转变成维生素 A，能维护正常视力和上皮细胞的健康，对预防糖尿病眼底病变有积极意义。

影响血糖的营养素含量（以 100 克食物为例）				
可食部	三大营养素			膳食纤维
	脂肪	糖类	蛋白质	
89 克	0.3 克	4.5 克	2.6 克	1.7 克

维生素				矿物质		
维生素 C	维生素 B$_1$	维生素 B$_2$	维生素 E	钙	镁	锌
32 毫克	0.04 毫克	0.11 毫克	1.74 毫克	66 毫克	58 毫克	0.85 毫克

降糖厨房

菠菜炒鸡蛋

总能量	蛋白质	脂肪	糖类
约 204.7 千卡	14.8 克	10 克	16.7 克

原料： 菠菜 400 克，鸡蛋 1 个，盐 2 克，植物油 5 克，料酒、葱花、姜末各适量。

做法：

1. 菠菜洗净后切成 3~4 厘米长的段，放入开水中烫一下，捞出后用凉水浸一下待用；将鸡蛋加盐在碗中打散。

2. 炒锅置旺火上，将油烧热，倒入鸡蛋炒熟，盛出待用。

3. 炒锅再烧热，放油，下葱花、姜末爆香，烹入料酒，下菠菜、盐，煸炒至菠菜断生，然后放入炒好的鸡蛋，翻炒均匀即可出锅。

功效： 提供丰富的营养，对贫血、体质虚弱者有益，也有助于糖尿病患者稳定血糖，预防和缓解便秘。

芹菜

提高胰岛素敏感性

性凉，味甘，归肺、胃、肝经。

热量： 22 千卡 /100 克。

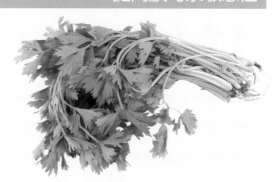

适宜人群： 一般人均可食用，
特别适合高血压、糖尿病人群食用。

推荐食用量： 每天 100 克。

降糖关键词： 维生素 C、膳食纤维。

芹菜叶中富含维生素 C，这种抗氧化剂有益于人体脂质代谢，可降低血液中的胆固醇含量。

芹菜富含膳食纤维，可刺激胃肠蠕动并促进排便，是肥胖型糖尿病患者的一种减肥佳品，还能改善糖尿病患者细胞的糖代谢，增加胰岛素受体对胰岛素的敏感性，使血糖下降。

食用禁忌

芹菜有降血压作用，故血压偏低者慎用；芹菜性凉质滑、脾胃虚寒、大便溏薄者不宜多食。

影响血糖的营养素含量（以 100 克食物为例）				
可食部	三大营养素			膳食纤维
	脂肪	糖类	蛋白质	
芹菜（茎）67 克	0.2 克	4.5 克	1.2 克	1.2 克

维生素				矿物质		
维生素 C	维生素 B$_1$	维生素 B$_2$	维生素 E	钙	镁	锌
8 毫克	0.02 毫克	0.06 毫克	1.32 毫克	80 毫克	18 毫克	0.24 毫克

降糖厨房

胡萝卜芝麻拌芹菜

总能量	蛋白质	脂肪	糖类
约 109 千卡	3 克	5.5 克	14 克

原料：芹菜 300 克，胡萝卜 50 克，蒜、盐、香油、熟白芝麻各适量。

做法：

1. 芹菜洗净，切段；胡萝卜洗净，切成与芹菜段等长的丝；蒜切末。

2. 锅中加水烧开，把芹菜和胡萝卜焯至断生，捞出沥干水分，放凉。

3. 将芹菜、胡萝卜和盐、蒜末、香油搅拌均匀，撒上熟白芝麻即可。

功效：清热凉血、平肝降压，特别适合肝火盛者及糖尿病、高血压、高脂血症患者。

洋葱

促进胰岛素分泌与合成

性温，味甘、辛，入肝、脾、胃、肺经。

热量： 40 千卡 /100 克。

适宜人群： 一般人均可食用。

推荐食用量： 每天 50~70 克。

降糖关键词： 铬、硒、甲苯磺丁脲类似物质、膳食纤维。

洋葱中的微量元素铬可帮助人体细胞利用血中的糖分，维持血糖值的稳定。

洋葱中含有微量元素硒，可修复胰岛细胞并保护其免受损害，维持正常的胰岛素分泌能力，起到调节血糖的作用。

洋葱中还含有一种抗糖尿病的化合物——甲苯磺丁脲类似物质，具有刺激胰岛素合成及释放的功效，对中老年 2 型糖尿病患者来说，洋葱还有防治糖尿病合并高脂血症的作用。

洋葱中可溶性膳食纤维的含量也较高，对于控制血糖和血脂也有良好的作用。

这样吃降血糖

洋葱 + 猪瘦肉　→　化痰利湿、滋阴润燥，是"三高"人群的食疗佳品

洋葱 + 鸡蛋　→　提供丰富的氨基酸，可预防糖尿病并发高脂血症

食用禁忌

皮肤瘙痒性疾病以及患有眼疾者忌食洋葱。

不可过量食用洋葱，因其易产生挥发性气体，过量食用后会产生胀气或排气过多。

影响血糖的营养素含量（以 100 克食物为例）				
可食部	三大营养素			膳食纤维
	脂肪	糖类	蛋白质	
90 克	0.2 克	9 克	1.1 克	0.9 克
维生素				矿物质		
维生素 C	维生素 B₁	维生素 B₂	维生素 E	钙	镁	锌
8 毫克	0.03 毫克	0.03 毫克	0.14 毫克	24 毫克	15 毫克	0.23 毫克

降糖厨房

洋葱炒鸡蛋

总能量	蛋白质	脂肪	糖类
约195千卡	8克	9.4克	20.9克

原料：洋葱250克，鸡蛋1个，盐2克，植物油5克，胡椒粉少许。

做法：

1. 洋葱去皮、洗净，切成条；鸡蛋磕入碗中，加入盐和少许胡椒粉搅散。

2. 锅内倒入油烧热，将鸡蛋快速滑散，盛出装盘。

3. 接着倒入洋葱煸炒稍软，加盐调味，再倒入鸡蛋，煸炒片刻出锅装盘即可。

功效：富含卵磷脂、硒、铬、膳食纤维等成分，具有降低血压、血脂、血糖的作用，可预防糖尿病并发高脂血症。

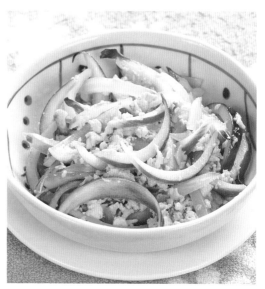

清炒洋葱黄瓜

总能量	蛋白质	脂肪	糖类
约179.1千卡	4.7克	6克	28.3克

原料：洋葱250克，黄瓜300克，植物油5克，盐2克，葱花4克。

做法：

1. 黄瓜刷净，切片；洋葱洗净、剥去老皮、切片。

2. 锅中倒入油，大火至七成热时，放入洋葱片煸炒。

3. 炒到洋葱变软，呈现略透明状时，放入黄瓜片，炒均匀后加入盐，再继续翻炒片刻即可。

功效：富含维生素C、硒、铬等营养物质，具有降压、降糖等多种功效，可预防糖尿病合并高血压。

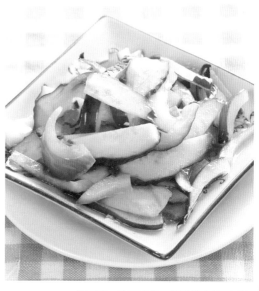

芦笋
调节血糖浓度，降糖降脂

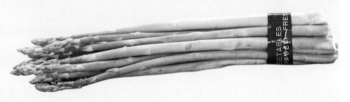

性寒，味甘，归大肠经。

热量： 19 千卡 /100 克。

适宜人群： 一般人均可食用。

推荐食用量： 每天 70 克左右。

降糖关键词： 香豆素、铬、维生素 C、胆碱、芸香苷等。

芦笋所含香豆素等成分有降低血糖的作用，芦笋中的铬含量也较高，这种物质可调节血糖浓度，降低血液中的脂肪含量。

芦笋中所含的维生素 C、甘露聚糖、胆碱、芸香苷等活性成分，有利于维护毛细血管的弹性和生理功能，对高血压、心脑血管疾病有辅助治疗作用。

中老年 2 型糖尿病患者经常服食芦笋，不仅可改善糖尿病症状，而且对糖尿病并发高血压、视网膜损害、肥胖等也有较好的防治作用。

这样吃降血糖

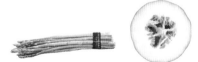

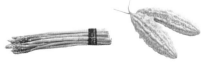

芦笋 + 冬瓜 → 脂肪含量低，有助于稳定血糖、降低血压和血脂，适合"三高"人群

芦笋 + 苦瓜 → 帮助消化，促进胆固醇排出，对降低血糖、血脂有益

食用禁忌

芦笋中含有少量嘌呤，痛风患者不宜多吃。

芦笋营养丰富，尤其是嫩茎的顶部，各种营养物质含量最为丰富，加工时切勿弃去。

影响血糖的营养素含量（以 100 克食物为例）					
可食部	三大营养素			膳食纤维	
	脂肪	糖类	蛋白质		
90 克	0.1 克	3.3 克	2.6 克	—	
维生素				矿物质	
维生素 C	维生素 B₁	维生素 B₂	维生素 E	钙	镁	锌
7 毫克	0.07 毫克	0.08 毫克	0.19 毫克	9 毫克	18 毫克	0.55 毫克

降糖厨房

素炒冬瓜芦笋

总能量	蛋白质	脂肪	糖类
约 119.7 千卡	6.8 克	5.9 克	15.1 克

原料： 冬瓜 400 克，芦笋 250 克，植物油 5 克，盐 2 克，葱、姜各适量。

做法：

1. 将芦笋洗净，去皮，切丁；冬瓜洗净，去皮，去瓤，切块；葱洗净，切末；姜洗净，切丝。

2. 分别把芦笋丁和冬瓜丁放入沸水中焯一下，捞出放入冷水中浸凉。

3. 将葱末、姜丝放入油锅中爆香，然后将芦笋、冬瓜一起放入锅中翻炒，加盐调味。

功效： 滋阴润燥、润肠排毒，可促进消化、加快胆固醇排出，对预防糖尿病合并高血脂、高血压等有助益。

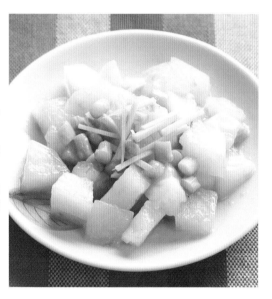

芦笋烧香菇

总能量	蛋白质	脂肪	糖类
约 173.4 千卡	6.4 克	5.4 克	28.4 克

原料： 芦笋 150 克，香菇、胡萝卜、鲜百合各 50 克，植物油 5 克，盐 2 克，葱花、姜末各 5 克，水淀粉适量。

做法：

1. 将芦笋洗净去老根，切片；香菇去根部，洗净，切片；胡萝卜洗净，去皮，切片；百合洗净，掰开。

2. 锅里加水烧开，下入处理好的四种原料焯一下，捞出备用。

3. 锅内放油烧热，放入葱花、姜末炒香后，再放芦笋、香菇、胡萝卜、百合翻炒，再加盐，用水淀粉勾芡，即可装盘食用。

功效： 富含维生素、膳食纤维、矿物质等营养成分，有调节血糖浓度、降低血脂的作用。

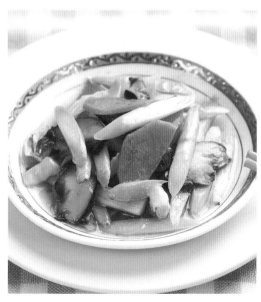

韭菜

降糖降脂，预防便秘

性温，味辛，归胃、肝、肾经。

热量： 25 千卡 /100 克。

适宜人群： 一般人均可食用，更适合便秘、产后乳汁不足的女性。

推荐食用量： 每餐 50 克。

降糖关键词： 膳食纤维、锌、胡萝卜素。

韭菜富含膳食纤维，其能减缓葡萄糖吸收，避免血糖上升太快，并能降低胰岛素分泌，也可降低胆固醇含量、促进肠蠕动、抑制肠道有害菌滋生。

韭菜中的锌可协助胰脏制造胰岛素，稳定血糖。

食用禁忌

多食韭菜会上火且不易消化，因此阴虚火旺、眼屎多和胃肠虚弱的人不宜多食。

影响血糖的营养素含量（以 100 克食物为例）				
可食部	三大营养素			膳食纤维
	脂肪	糖类	蛋白质	
90 克	0.4 克	4.5 克	2.4 克	—

维生素				矿物质		
维生素 C	维生素 B$_1$	维生素 B$_2$	维生素 E	钙	镁	锌
2 毫克	0.04 毫克	0.05 毫克	0.57 毫克	44 毫克	24 毫克	0.25 毫克

降糖厨房

清炒韭菜

总能量	蛋白质	脂肪	糖类
约 135 千卡	8.6 克	6.4 克	16.2 克

原料： 韭菜 400 克，植物油 5 克，盐 2 克，葱 5 克，花椒 10 粒。

做法：

1. 韭菜洗净，切成段备用；葱洗净，切末。

2. 将炒锅烧热，倒入植物油，放入花椒炸香，捞出花椒，再下入葱末煸炒出香味。

3. 放入韭菜段翻炒，翻炒至快熟时，加入盐调味即可。

功效： 热量低、膳食纤维含量高，可减缓葡萄糖吸收，避免血糖上升太快，还有促进胃肠蠕动、抑制肠道细菌滋生的作用。

黑木耳

清热排毒，降糖降脂降压

性平，味甘，入胃、大肠经。

热量： 265 千卡 /100 克。

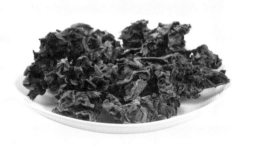

适宜人群： 一般人均可食用，尤其适合脑血栓患者。

推荐食用量： 每天 5~10 克。

降糖关键词： 甘露聚糖、木糖、膳食纤维、植物胶质。

黑木耳所含甘露聚糖、木糖和膳食纤维，对减少人体血糖波动及调节胰岛素分泌有一定的帮助，是糖尿病患者的良好食物。

黑木耳中还含有一种对人体有益的植物胶质，此物质和木耳中丰富的膳食纤维共同作用可以延缓碳水化合物的吸收，有一定的控制血糖的功效。

食用禁忌

黑木耳有一定的滑肠作用，故脾虚消化不良或大便溏稀者忌食。

影响血糖的营养素含量（以 100 克食物为例）				
可食部	三大营养素			膳食纤维
	脂肪	糖类	蛋白质	
黑木耳（干）100 克	1.5 克	65.6 克	12.1 克	29.9 克

维生素				矿物质		
维生素 C	维生素 B₁	维生素 B₂	维生素 E	钙	镁	锌
维生素 C	维生素 B_1	维生素 B_2	维生素 E	钙	镁	锌
—	0.17 毫克	0.44 毫克	11.34 毫克	247 毫克	152 毫克	3.18 毫克

降糖厨房

黑木耳芹菜炒茭白

总能量	蛋白质	脂肪	糖类
约 113.2 千卡	3.6 克	5.5 克	14.9 克

原料：芹菜、茭白、水发木耳各 100 克，植物油 5 克，盐 2 克，葱、姜各 5 克。

做法：

1. 芹菜洗净，切成段；茭白去皮，切成片；木耳洗净，撕成小块；葱、姜洗净，切末。

2. 锅中烧开水，把芹菜和茭白焯过，木耳用沸水淋一下。

3. 锅中放入油，烧热后放入葱、姜爆出香味，再放入芹菜、茭白、木耳翻炒，用盐调味，翻炒均匀出锅即可。

功效：糖尿病患者常吃这道菜，不仅有助于胰岛素分泌、稳定餐后血糖，还能降血脂、血压，预防糖尿病合并高脂血症、高血压等。

海带

性寒，味咸，归脾、胃、肾经。

热量： 90 千卡 /100 克。

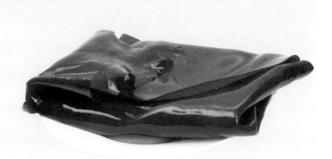

适宜人群： 一般人都可食用，尤其适合碘缺乏者。

推荐食用量： 每天 15~20 克。

降糖关键词： 有机碘、岩藻多糖、膳食纤维。

海带是一种有机碘含量很高的海藻，有机碘有助于保证甲状腺素的正常分泌，进一步促进胰岛素及肾上腺皮质激素的分泌，促进葡萄糖和脂肪酸在肝脏、肌肉组织中的代谢，从而起到降血糖和血脂的作用。

海带中的岩藻多糖是极好的膳食纤维，糖尿病患者食用后，能延缓胃排空的时间。食用海带后，即使在胰岛素分泌量减少的情况下，血糖也不会大幅上升。

控制饮食的糖尿病患者食用海带，既可减少饥饿感，又能从中摄取多种氨基酸和矿物质，是理想的饱腹食品。

这样吃降血糖

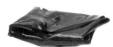　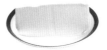

海带 + 豆腐　→　清热利尿、祛湿止渴，是糖尿病的食疗佳品

海带 + 猪瘦肉　→　营养互补，可增强糖尿病患者体质、促进胰岛素分泌

影响血糖的营养素含量（以 100 克食物为例）				
可食部	三大营养素			膳食纤维
	脂肪	糖类	蛋白质	
98 克	0.1 克	23.4 克	1.8 克	6.1 克

维生素				矿物质		
维生素 C	维生素 B$_1$	维生素 B$_2$	维生素 E	钙	镁	锌
一	0.01 毫克	0.1 毫克	0.85 毫克	348 毫克	129 毫克	0.65 毫克

降糖厨房

芹菜海带丝

总能量	蛋白质	脂肪	糖类
约98.7千卡	4.4克	5.4克	9.3克

原料：海带丝 300 克，芹菜 100 克，植物油、陈醋、盐、葱花、姜片、料酒各适量。

做法：

　　1. 海带丝洗净，放入沸水中煮 2 分钟，捞出沥干；芹菜洗净，切成小段，在沸水中焯 1 分钟，捞出沥干。

　　2. 锅加植物油烧热，放入葱花、姜片炒出香味，倒入海带丝、芹菜，加盐、陈醋、料酒翻炒 2~3 分钟即可。

功效：清肝养肝，润肠排毒，降糖降脂。适合糖尿病、脂肪肝等人群。

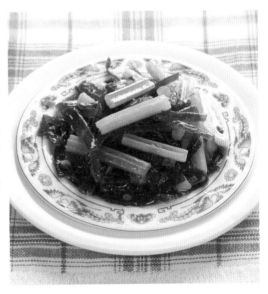

香菇竹笋海带汤

总能量	蛋白质	脂肪	糖类
约84千卡	3.4克	5.4克	7.3克

原料：海带丝 100 克，鲜香菇 100 克，竹笋 100 克，香油、盐、葱花各适量。

做法：

　　1. 将鲜香菇洗净，切成片；将竹笋洗净，切成薄片。

　　2. 锅内倒入香油烧热，倒入鲜香菇、竹笋、海带，稍加翻炒。

　　3. 加入适量清水，煮沸后撒入盐，煮 3~5 分钟，放入葱花，即可出锅。

功效：滋阴清热、润燥生津，适用于伴有阴虚火旺型糖尿病患者。但脾胃虚寒、腹泻者不宜多食。

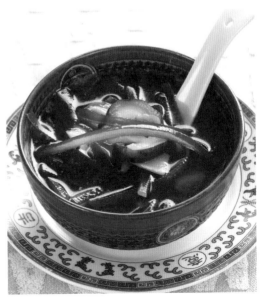

丝瓜

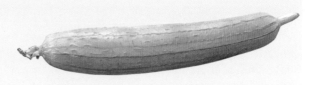

低脂、低糖、低能量

性寒，味甘，入肝、胃经。

热量： 20 千卡 /100 克。

适宜人群： 一般人均可食用，尤其适合月经不调、痰多咳嗽者。

推荐食用量： 每天 100~200 克。

降糖关键词： 维生素 C、钙、镁。

丝瓜瓜翠绿鲜嫩，清香脆甜，含脂肪、热量、糖量都很低，且有润肺生津的功效，可辅助治疗燥热伤肺、胃燥伤津型糖尿病。

丝瓜含有丰富的维生素 C、钙、镁等物质，这些物质具有提高胰岛素受体敏感性、促进葡萄糖代谢的作用。

食用禁忌

丝瓜性凉，体虚内寒、腹泻、风寒感冒咳嗽者不宜多吃。

影响血糖的营养素含量（以 100 克食物为例）				
可食部	三大营养素			膳食纤维
	脂肪	糖类	蛋白质	
83 克	0.2 克	4 克	1.3 克	—
维生素				矿物质		
维生素 C	维生素 B₁	维生素 B₂	维生素 E	钙	镁	锌
4 毫克	0.02 毫克	0.04 毫克	0.08 毫克	37 毫克	19 毫克	0.22 毫克

降糖厨房

丝瓜豆腐汤

总能量	蛋白质	脂肪	糖类
约 271.6 千卡	17.6 克	18.4 克	11.8 克

原料： 豆腐 250 克，丝瓜 100 克，香油、酱油、盐、葱花各适量。

做法：

1. 将豆腐洗净，切成小块，用开水焯一下，冷水浸凉后捞出控水；丝瓜去皮，洗净，切滚刀块。

2. 锅烧热放油至六七成热时，下入丝瓜块煸炒至软，加入清水、酱油、盐、葱花，烧沸后，放入豆腐块，改小火炖 10 分钟，见豆腐鼓起，汤剩一半时，转大火，淋入香油即可。

功效： 清热生津、润肠排毒，对糖尿病之燥热伤津有较好的改善作用。

白萝卜

稳定血糖，预防便秘

性凉，味甘辛，归肺、胃经。

热量： 16 千卡/100 克。

适宜人群： 一般人均可食用。

推荐食用量： 每天 80 克。

降糖关键词： 芥子油、淀粉酶、氧化酶。

白萝卜富含芥子油，有辅助降低血糖的功效。

白萝卜中的淀粉酶、氧化酶等物质可分解食物中的脂肪和淀粉，促进脂类代谢，防止血脂沉积，可预防糖尿病并发冠心病。

食用禁忌

白萝卜性质寒凉，有下气消滞的重要作用，寒性体质者、因受寒而腹泻的人不宜食用。

影响血糖的营养素含量（以 100 克食物为例）				
可食部	三大营养素			膳食纤维
	脂肪	糖类	蛋白质	
95 克	0.1 克	4 克	0.7 克	—

维生素				矿物质		
维生素 C	维生素 B$_1$	维生素 B$_2$	维生素 E	钙	镁	锌
19 毫克	0.02 毫克	0.01 毫克	—	47 毫克	12 毫克	0.14 毫克

降糖厨房

青椒拌萝卜丝

总能量	蛋白质	脂肪	糖类
约 105.5 千卡	2.8 克	5.5 克	14.5 克

原料： 白萝卜 300 克，青椒 100 克，香油 5 克，盐 2 克，辣椒油、香菜、花椒粉、醋各适量。

做法：

1. 分别将白萝卜、青椒洗净，切细丝。

2. 将醋、辣椒油、香油、花椒粉放入碗中调成汁，倒入萝卜丝、青椒丝中。

3. 香菜洗净、切碎，和萝卜、青椒丝、调味汁拌匀即可。

功效： 开胃生津、润肠排毒，适用于阴虚火旺、燥热伤津型糖尿病。

菜花

改善糖耐量，稳定血糖

性凉，味甘，归胃、肝、肺经。

热量： 20 千卡 /100 克。

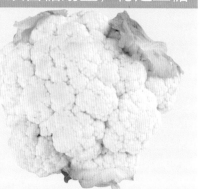

适宜人群： 一般人均可食用，尤其适宜儿童、中老年人以及脾胃虚弱、消化不良者。

推荐食用量： 每天 80 克。

降糖关键词： 铬、维生素 K、类黄酮、维生素 C。

菜花色白美观，菜肉质细嫩，味甘鲜美，其所含的铬可以改善糖耐量，减轻胰岛素抵抗，调节糖尿病患者的血脂。

菜花中含有的维生素 K，有保护血管壁的功效，使血管壁不易破裂，这对糖尿病并发视网膜病变有益。

菜花中含有丰富的类黄酮，有清理血管、防止胆固醇堆积的作用，可延缓糖尿病并发心脑血管疾病。

另外，菜花的维生素 C 含量极高，不但有利于人的生长发育，更重要的是能提高人体免疫功能，促进肝脏解毒，增强抗病能力。

这样吃降血糖

菜花 + 西红柿　→　开胃生津、促进消化，糖尿病患者常吃有调节血糖血脂的作用

 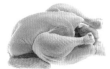

菜花 + 鸡肉　→　利内脏、益气壮骨，常吃可提高肝脏解毒能力，提高免疫力

影响血糖的营养素含量（以 100 克食物为例）				
可食部	三大营养素			膳食纤维
	脂肪	糖类	蛋白质	
82 克	0.2 克	4.2 克	1.7 克	2.1 克

维生素				矿物质		
维生素 C	维生素 B_1	维生素 B_2	维生素 E	钙	镁	锌
32 毫克	0.04 毫克	0.04 毫克	—	31 毫克	18 毫克	0.17 毫克

降糖厨房

香菇菜花

总能量	蛋白质	脂肪	糖类
约 520 千卡	7 克	8.1 克	109 克

原料：菜花 250 克，鲜香菇 3 朵，鸡汤 100 毫升，香油、盐、葱段、姜片、淀粉各适量。

做法：

1. 菜花择洗干净，切成小块，放入沸水锅内焯一下捞出；香菇洗净、切条；葱洗净，切段；姜洗净，切片。

2. 炒锅加花生油烧热，下葱段、姜片煸出香味，加鸡汤、盐，烧开后捞出葱、姜不要，放入香菇、菜花，用小火稍煨入味后，用水淀粉勾芡，淋上香油即可。

功效：益气健胃、补虚强身，糖尿病患者常吃可提高抗病能力，对增强胰腺功能、控制血糖有很大的帮助。

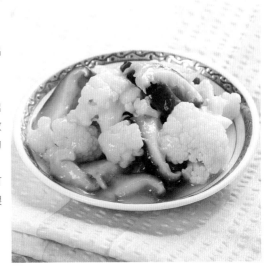

西红柿炒菜花

总能量	蛋白质	脂肪	糖类
约 143 千卡	6.8 克	5.7 克	20.3 克

原料：菜花 250 克，西红柿 100 克，青椒 100 克，植物油 5 克，盐 2 克，番茄酱 1 汤匙，酱油适量。

做法：

1. 菜花择洗干净，掰成小朵，用淡盐水中浸泡 10 分钟，沥干水分备用；西红柿洗净、切成大块；青椒洗净，切成块。

2. 锅中倒入清水，大火煮开后放入菜花，用大火焯 2 分钟后，捞出沥干水分。

3. 锅中倒入油烧热，待油七成热时，放入西红柿、菜花和青椒，翻炒几下后，倒入番茄酱，快速炒匀。

4. 加清水、酱油、盐，搅拌均匀后，改中火煮约 1 分钟即可。

功效：滋阴生津、健脾开胃，适合燥热伤胃型糖尿病患者常吃。

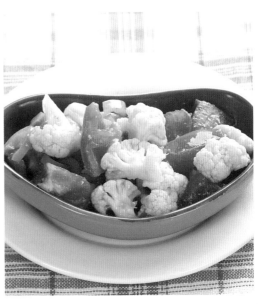

茄子

保护眼睛，预防眼底病变

性寒，味苦，入胃、肠经。

热量： 23 千卡 /100 克。

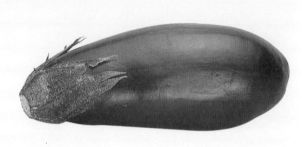

适宜人群： 一般人均可食用，尤其适合出血性疾病患者。

推荐食用量： 每天 100 克。

降糖关键词： 维生素 C、B 族维生素、维生素 P、皂苷。

茄子含有维生素 C、B 族维生素、维生素 P（芦丁）及多种矿物质，这些营养素对稳定血糖有很大的帮助。尤其是茄子皮中丰富的维生素 P，能增强细胞间的黏着力，保持毛细血管壁的正常渗透性，对微血管有保护作用，也能提高对疾病的抵抗力，可起到预防糖尿病引起的视网膜出血的功效。

茄子中的皂苷降低胆固醇的功效非常明显，可预防糖尿病、高血脂及心脑血管病变。

另外，茄子还有降低胆固醇的作用，对心脑血管疾病有一定的辅助治疗效果。

这样吃降血糖

茄子 + 猪瘦肉 → 清热滋阴，降低脂肪，预防糖尿病合并高脂血症

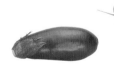

茄子 + 苦瓜 → 预防糖尿病患者的心脑血管病变

食用禁忌

老茄子含有较多茄碱，对身体有害，不要食用。茄子性凉滑，脾胃虚寒不宜多吃，女性经期前后也要尽量少吃。茄子含有诱发过敏的成分，过敏体质者不宜食用。

影响血糖的营养素含量（以 100 克食物为例）				
可食部	三大营养素			膳食纤维
	脂肪	糖类	蛋白质	
茄子（代表值）93 克	0.2 克	4.9 克	1.1 克	1.3 克

维生素				矿物质		
维生素 C	维生素 B₁	维生素 B₂	维生素 E	钙	镁	锌
5 毫克	0.02 毫克	0.04 毫克	1.13 毫克	24 毫克	13 毫克	0.23 毫克

青椒茄丁

总能量	蛋白质	脂肪	糖类
约 124 千卡	3.9 克	5.7 克	16.8 克

原料：茄子 300 克，青椒 100 克，蒜 10 克，植物油 5 克，盐 2 克。

做法：

1. 茄子去蒂洗净，切成丁；青椒洗净，切块备用；蒜去皮，切末。

2. 炒锅置于火上，倒入适量油烧热至六成热，放入茄子翻炒片刻，再放入青椒块翻炒，放入盐、蒜末，翻炒均匀即可出锅。

功效：青椒中富含的维生素 C 可增加茄子中类黄酮的吸收率，两者一起做成菜肴食用，可起到降糖、降脂、美白等功效。

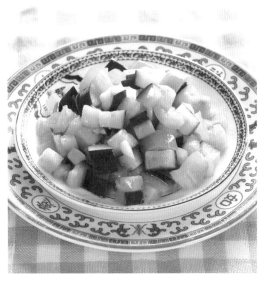

茄子烧肉

总能量	蛋白质	脂肪	糖类
约 180.7 千卡	12.1 克	8.7 克	14 克

原料：猪瘦肉 50 克，茄子 300 克，盐 2 克，植物油 5 克，葱、姜各 5 克，水淀粉、胡椒粉、酱油各适量。

做法：

1. 将茄子洗净，切成滚刀块；猪瘦肉洗净，切成片，加水淀粉、盐抓拌上浆。

2. 锅内放油烧热，放入肉丝煸炒至变色时，再放入茄子炒至入味，放入盐、胡椒粉、酱油，翻炒均匀，即可食用。

功效：茄子有降脂作用，与猪肉同食，可有效降低猪肉中的油脂，避免其在体内堆积，防止动脉硬化。糖尿病患者适量食用，可预防糖尿病合并高脂血症。

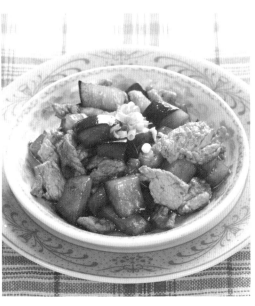

山药

控制餐后血糖升高

性平，味甘，入肺、脾、肾经。

热量： 57 千卡 /100 克。

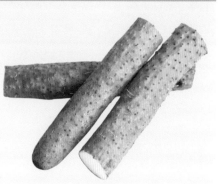

适宜人群： 一般人均可食用，尤其适合糖尿病患者、腹胀者、虚弱者。

推荐食用量： 每天 80 克。

降糖关键词： 可溶性纤维、黏液蛋白、碳水化合物。

山药含有可溶性纤维，吸水后能膨胀 80~100 倍，容易产生饱腹感，从而控制进食欲望，也有控制餐后血糖升高的功效。

山药中含有黏液蛋白，有降血糖的作用，并可防止脂肪在血管内沉积，保持血管的弹性，预防动脉硬化。

山药中的多巴胺可扩张血管，改善血液循环，防治高血脂。

山药所含的谷甾醇有降低血胆固醇的作用，可帮助糖尿病患者防治冠心病、高胆固醇血症。

另外，与其他蔬菜相比，山药的碳水化合物含量较高，而血糖生成指数很低，因此，糖尿病患者可将山药作为主食食用，可配以白面制成山药饼，也可直接蒸熟食用。

这样吃降血糖

山药 + 红枣　→　富含多种维生素、氨基酸和矿物质，可补血益气、抗衰老、降糖降脂、增强免疫力

山药 + 南瓜　→　膳食纤维含量丰富，可增强饱腹感，稳定餐后血糖，还能健胃消食

影响血糖的营养素含量（以 100 克食物为例）				
可食部	三大营养素			膳食纤维
	脂肪	糖类	蛋白质	
83 克	0.2 克	12.4 克	1.9 克	0.8 克

维生素				矿物质		
维生素 C	维生素 B$_1$	维生素 B$_2$	维生素 E	钙	镁	锌
5 毫克	0.05 毫克	0.02 毫克	0.24 毫克	16 毫克	20 毫克	0.27 毫克

降糖厨房

青椒山药片

总能量	蛋白质	脂肪	糖类
约130.8千卡	3.2克	5.4克	18.5克

原料：山药150克，青椒100克，植物油5克，蒜10克，盐2克，葱5克，花椒1粒。

做法：

　　1.山药洗净，切成片备用；青椒洗净，去籽，切片；葱洗净，切末；蒜去皮，切末。

　　2.锅内放油烧热，放入花椒、葱末、蒜末爆出香味。

　　3.然后放入山药片翻炒，翻炒至快熟时，加入青椒片、盐调味即可。

功效：营养互补，可增强饱腹感，控制进食欲望，还能控制餐后血糖升高。

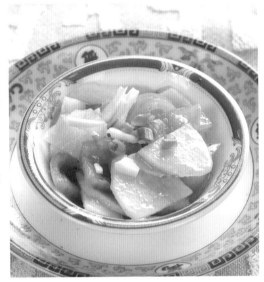

山药炒木耳

总能量	蛋白质	脂肪	糖类
约143千卡	3.9克	5.5克	21.4克

原料：山药150克，水发木耳100克，植物油5克，蒜10克，盐2克，姜适量。

做法：

　　1.山药去皮洗净，然后切片备用；木耳洗净，撕小朵备用；把蒜剁碎成末；姜切丝。

　　2.烧开一锅水，将山药片放入焯30秒后捞出备用。

　　3.热锅放油，放入蒜末、姜丝爆香，再加入焯好的山药片，炒半分钟后加入木耳一起炒至熟，加盐调味即可。

功效：促进胆固醇排出，还能润肠排毒，促进血糖代谢。

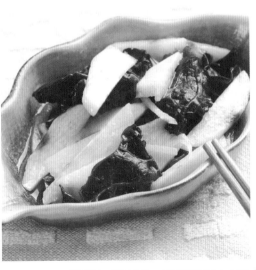

香菇

改善糖耐量

性平，味甘，归肝、胃经。

热量： 26 千卡 /100 克。

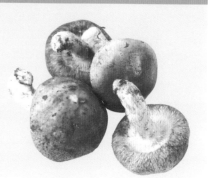

适宜人群： 一般人均可食用，尤其适合高血压、高脂血症患者。

推荐食用量： 每天约 4 朵。

降糖关键词： 硒、香菇多糖、B 族维生素、膳食纤维。

香菇中含有的微量元素硒有与胰岛素相似的调节糖代谢的生理活性，也具有抗氧化、保护机体组织的功能。

香菇中含有的香菇多糖能改善糖代谢和脂代谢，防治糖尿病并发症的发生发展。

香菇含 B 族维生素，不仅有利于减缓糖尿病并发症的进程，并对糖尿病视网膜病变、肾病的治疗有利。

香菇中含有大量膳食纤维，可协助机体排出毒素、脂肪，对防止糖尿病心脑血管病变及肥胖均有益。

另外，香菇中还含有嘌呤、胆碱、氧化酶以及某些核酸物质，常吃香菇，可以预防糖尿病以及改善糖尿病症状，还能起到降血脂、降血压的作用。

这样吃降血糖

 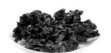

香菇 + 黑木耳 → 促进脂肪、胆固醇的排出，可预防肥胖、糖尿病合并心血管病变

 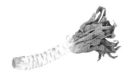

香菇 + 莴笋 → 食有利湿通便、降脂降压的功效，适合"三高"人群食用

影响血糖的营养素含量（以 100 克食物为例）				
可食部	三大营养素			膳食纤维
	脂肪	糖类	蛋白质	
100 克	0.3 克	5.2 克	2.2 克	3.3 克

维生素				矿物质		
维生素 C	维生素 B$_1$	维生素 B$_2$	维生素 E	钙	镁	锌
1 毫克	—	0.08 毫克	—	2 毫克	11 毫克	0.66 毫克

降糖厨房

香菇肉片

总能量	蛋白质	脂肪	糖类
约228.8千卡	23.3克	11.7克	9.8克

原料：猪瘦肉100克，鲜香菇4朵，青椒1个，植物油、酱油、淀粉、葱、盐各适量。

做法：

1. 香菇去蒂，洗净，切片；猪瘦肉切薄片，用淀粉、酱油拌匀，腌10分钟；青椒洗净切片；葱切末。

2. 锅内放油，烧热后大火爆炒肉片，肉片将熟时捞出备用。

3. 锅留底油，下葱花炒香，放入香菇，加两大勺水，大火烧开后调入盐，继续翻炒，香菇变软后加入青椒片略炒，再放入肉片翻炒均匀即可。

功效：补养脾胃、补虚强身，糖尿病患者适量食用可增强体质、促进消化。

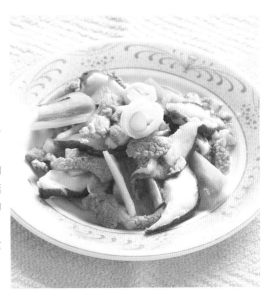

香菇冬瓜片

总能量	蛋白质	脂肪	糖类
约214千卡	11克	6.2克	38.5克

原料：冬瓜400克，干香菇50克，植物油5克，盐2克，葱花3克，黄豆芽汤少许，水淀粉适量。

做法：

1. 干香菇用水泡发，去杂质，洗净，切片；冬瓜洗净，去皮、籽，切片。

2. 锅内加适量水烧开，放入冬瓜片焯透后捞出，沥干水分备用。

3. 将炒锅内放油烧热，再加入香菇和冬瓜，翻炒片刻，放盐、黄豆芽汤，见汤汁浓稠时用水淀粉勾芡，拌匀即可出锅。

功效：清热滋阴、润肠通便，常吃有助于控制血糖、降低血脂。

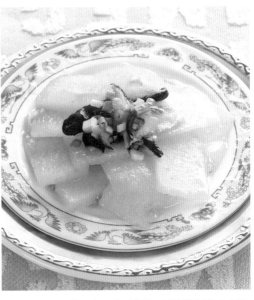

绿豆芽

减缓葡萄糖吸收，预防眼底病变

性凉，味甘，归脾、大肠经。

热量： 16 千卡 /100 克。

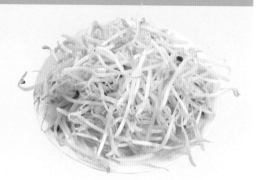

适宜人群： 一般人均可食用，
更适合便秘、产后乳汁不足的女性。

推荐食用量： 每餐 100 克。

降糖关键词： 维生素 C、膳食纤维。

　　绿豆发芽过程中，维生素 C 含量激增。维生素 C 是一种抗氧化剂，它可抑制醛糖还原酶发生作用，降低糖尿病眼底病变的发生率。绿豆芽中的膳食纤维可减缓葡萄糖吸收，避免血糖上升太快，并能降低血中胆固醇含量。另外，绿豆芽含热量低，便于糖尿病患者控制体重，还能减少体内乳酸堆积，消除疲劳，并可清热解毒、延缓衰老。

食用禁忌

　　绿豆芽性寒凉，且含粗纤维，多吃容易损伤胃气，引起腹泻。因此，患有慢性肠炎、慢性胃炎及消化不良的人不能多吃。

影响血糖的营养素含量（以 100 克食物为例）				
可食部	三大营养素			膳食纤维
	脂肪	糖类	蛋白质	
100 克	0.1 克	2.6 克	1.7 克	1.2 克
维生素				矿物质		
维生素 C	维生素 B$_1$	维生素 B$_2$	维生素 E	钙	镁	锌
4 毫克	0.02 毫克	0.02 毫克	—	14 毫克	18 毫克	0.2 毫克

降糖厨房

绿豆芽豆腐汤

总能量	蛋白质	脂肪	糖类
约 203 千卡	13.3 克	13.2 克	10.3 克

原料：绿豆芽 200 克，豆腐 150 克，料酒 10 克，香油 5 克，葱花 3 克，盐 2 克。

做法：

　　1. 将豆腐切成大小适中的厚片，用开水焯一下捞出；绿豆芽洗净。

　　2. 锅置旺火上，放入油烧热，加葱花爆出香味，再加入适量水，加入豆腐烧沸。

　　3. 再加入绿豆芽、盐烧片刻，起锅盛入汤碗内即成。

功效：清热滋阴、润肠通便，帮助糖尿病患者控制血糖和减肥。

圆白菜

提高胰岛素活性

性平，味甘，归胃经。

热量： 24 千卡 /100 克。

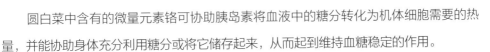

适宜人群： 一般人均可食用，特别适合动脉硬化、孕妇及消化道溃疡者食用。

推荐食用量： 每天 100 克。

降糖关键词： 铬、维生素 C、膳食纤维。

　　圆白菜中含有的微量元素铬可协助胰岛素将血液中的糖分转化为机体细胞需要的热量，并能协助身体充分利用糖分或将它储存起来，从而起到维持血糖稳定的作用。

　　圆白菜含有维生素 C，能够清除自由基，预防糖尿病并发神经和血管病变。

这样吃降血糖

 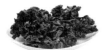

圆白菜 + 黑木耳 → 促进消化，加快脂肪、胆固醇代谢，预防糖尿病并发症

圆白菜 + 猪瘦肉 → 有助于增强体质、控制血糖

影响血糖的营养素含量（以 100 克食物为例）

可食部	三大营养素			膳食纤维
	脂肪	糖类	蛋白质	
95 克	0.1 克	4 克	0.7 克	—

维生素				矿物质		
维生素 C	维生素 B₁	维生素 B₂	维生素 E	钙	镁	锌
19 毫克	0.02 毫克	0.01 毫克	—	47 毫克	12 毫克	0.14 毫克

降糖厨房

清炒圆白菜

总能量	蛋白质	脂肪	糖类
约 127.6 千卡	5.16 克	5.7 克	15.8 克

原料：圆白菜 400 克，植物油 5 克，盐 2 克，葱、姜各 5 克，花椒 1 粒，白醋少许。

做法：

　　1. 圆白菜洗净，切成丝备用；姜洗净，切末；葱洗净，切末。

　　2. 将炒锅烧热，倒入植物油，先放花椒炸香，再加葱末、姜末爆炒。

　　3. 最后放入圆白菜片翻炒，加白醋，翻炒至快熟时，加入盐调味即可。

功效：降糖降脂，防治便秘。

黄瓜

降糖降压，预防便秘

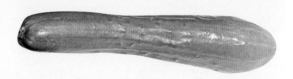

性凉，味甘，归肺、胃、大肠经。

热量： 16 千卡 /100 克。

适宜人群： 一般人均可食用，尤其适宜肝脏病患者，肥胖者，心血管病患者。

推荐食用量： 每天 100 克。

降糖关键词： 丙醇二酸。

　　新鲜黄瓜中含有的丙醇二酸能有效地抑制糖类物质在体内转变为脂肪，而脂肪在体内堆积过多便会形成肥胖症，肥胖更不利于血糖控制。

　　黄瓜中还含有果糖、葡萄糖苷，但都不参与糖代谢，因此糖尿病患者可将黄瓜作为水果替代物，也可替代淀粉类物质充饥，不用担心糖类摄入过多。

　　黄瓜有清热利水、解毒消肿、生津止渴的功效，中老年糖尿病患者经常适量吃黄瓜，不仅可改善临床症状，还有助于防治糖尿病并发高血压、高血脂以及预防肥胖症等。

影响血糖的营养素含量（以 100 克食物为例）				
可食部	三大营养素			膳食纤维
	脂肪	糖类	蛋白质	
92 克	0.2 克	2.9 克	0.8 克	0.5 克

维生素				矿物质		
维生素 C	维生素 B$_1$	维生素 B$_2$	维生素 E	钙	镁	锌
9 毫克	0.02 毫克	0.03 毫克	0.49 毫克	24 毫克	15 毫克	0.18 毫克

降糖厨房

黄瓜炒鸡蛋

总能量	蛋白质	脂肪	糖类
约 141.8 千卡	7.4 克	9.4 克	7.3 克

原料： 黄瓜 250 克，鸡蛋 1 个，植物油 5 克，盐、葱、香油、姜各适量。

做法：

　　1. 黄瓜切片备用；鸡蛋磕入碗中搅散（搅打时可加少许淀粉，这样炒出来的鸡蛋更嫩）；葱、姜切丝。

　　2. 锅内放油，油烧至八成热，将鸡蛋液下锅翻炒，熟后盛出备用。

　　3. 锅内留底油烧热，下蒜、姜丝爆炒，炒出香味，下黄瓜翻炒，黄瓜要熟的时候把炒好的鸡蛋下锅一起炒，加盐，熟后淋上香油，出锅装盘。

功效： 营养丰富，可补虚强身，还能降糖降脂。

西红柿

促进糖类代谢与转化

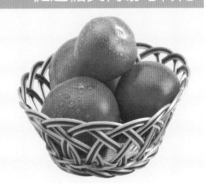

性平,味酸、微甘,归肝、胃、肺经。

热量: 15 千卡 /100 克。

适宜人群: 一般人均可食用,尤其适合肾虚、贫血、消化不良、食欲不振者。

推荐食用量: 每天 100 克。

降糖关键词: 番茄红素、维生素 C。

西红柿富含番茄红素,其清除自由基的功效远胜于其他类胡萝卜素和维生素 E,可以减少血脂在血管壁中沉淀,预防糖尿病并发心血管病症。

西红柿中含有大量的维生素 C,可促进糖类代谢与转化,有稳定血糖的功效,还可延缓或改善糖尿病周围神经病变。

另外,西红柿还有生津养血、消烦止渴的功效。糖尿病患者常吃西红柿,对稳定血糖、降低血脂、预防并发症有益。

食用禁忌

脾胃虚寒、腹泻者不宜食用。

影响血糖的营养素含量(以 100 克食物为例)				
可食部	三大营养素			膳食纤维
	脂肪	糖类	蛋白质	
97 克	0.2 克	3.3 克	0.9 克	—

维生素				矿物质		
维生素 C	维生素 B$_1$	维生素 B$_2$	维生素 E	钙	镁	锌
14 毫克	0.02 毫克	0.01 毫克	0.42 毫克	4 毫克	12 毫克	0.12 毫克

降糖厨房

西红柿豆腐汤

总能量	蛋白质	脂肪	糖类
约 242.1 千卡	14.9 克	16 克	13.2 克

原料:西红柿 2 个,豆腐 200 克,盐、香油各适量。

做法:

1. 在西红柿表面划一个十字,用开水烫一下,然后剥去外皮,切成小丁;豆腐切成小丁。

2. 锅中加水,放入西红柿和豆腐,煮开 3 分钟后熄火,加盐、香油调味即可。

功效:清肝凉血。适合脂肪肝、高血压、糖尿病、高脂血症人群经常食用。

胡萝卜

防治糖尿病并发视网膜病变

性平，味甘，归脾、胃、肺经。

热量： 41 千卡 /100 克。

适宜人群： 一般人群均可食用，更适宜夜盲症、高血压病等患者。

推荐食用量： 每天 30~50 克。

降糖关键词： 膳食纤维、胡萝卜素、B 族维生素、视黄醇。

胡萝卜中的膳食纤维可延缓餐后血糖上升，并有促进肠蠕动、加速排毒的功效。

胡萝卜所含的胡萝卜素在人体内转化为维生素 A，有防治糖尿病并发视网膜病变的功效，还能有效对抗人体内的自由基，具有降血糖、血脂等功效。

另外，胡萝卜含有丰富的 B 族维生素、视黄醇，这些营养素有利于防治糖尿病并发高血压、视网膜病变等。

影响血糖的营养素含量（以 100 克食物为例）

可食部	三大营养素			膳食纤维
	脂肪	糖类	蛋白质	
胡萝卜（红）96 克	0.2 克	9.9 克	1 克	1.1 克

维生素				矿物质		
维生素 C	维生素 B₁	维生素 B₂	维生素 E	钙	镁	锌
13 毫克	0.04 毫克	0.03 毫克	0.41 毫克	32 毫克	14 毫克	0.23 毫克

降糖厨房

香脆胡萝卜丝

总能量	蛋白质	脂肪	糖类
约 123.7 千卡	1.9 克	5.4 克	19 克

原料：胡萝卜 200 克，香油 5 克，香菜、姜、盐各适量。

做法：

1. 将胡萝卜洗净，去皮，切细丝，晾干待用；姜去皮切丝；香菜择去黄叶，洗净切段。

2. 将胡萝卜丝放在温开水中泡软，取出挤干水分，同姜丝拌匀装盘，上面放香菜。

3. 取小碗一个，放盐、香油调成汁，浇在胡萝卜丝上即成。

功效：红绿相间，味甜香适口，可控制血糖、降血脂、益心气。

肉类

鸭肉

加强糖的利用率，降低血糖

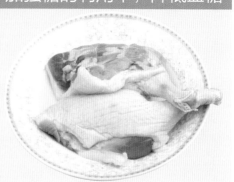

性凉，味甘，归脾、胃、肺、肾经。

热量： 240 千卡 /100 克。

适宜人群： 一般人均可食用，尤其适合上火、内热者，以及体质虚弱、大便干燥和水肿之人。

推荐食用量： 每天 60 克。

降糖关键词： 不饱和脂肪酸、B 族维生素。

　　鸭肉含脂肪低，且分布均匀，主要为可降低胆固醇的不饱和脂肪酸。另外，鸭肉脂肪的组成接近鱼油，这对降血脂也有益。常吃鸭肉，可减少糖尿病患者并发高脂血症的发生。

　　鸭肉中还含 B 族维生素，具有抗脚气病、神经炎的功效，对糖尿病和高血糖引起的周围神经病变有益。

影响血糖的营养素含量（以 100 克食物为例）

可食部	三大营养素			膳食纤维
	脂肪	糖类	蛋白质	
68 克	19.7 克	0.2 克	15.5 克	—

维生素				矿物质		
维生素 C	维生素 B$_1$	维生素 B$_2$	维生素 E	钙	镁	锌
—	0.08 毫克	0.22 毫克	0.27 毫克	6 毫克	14 毫克	1.33 毫克

降糖厨房

银芽鸭丝

总能量	蛋白质	脂肪	糖类
约 106 千卡	9.2 克	5.8 克	4.6 克

原料：鸭胸肉 50 克，绿豆芽 100 克，植物油 5 克，姜、料酒、淀粉、酱油、盐、青椒、红椒各适量。

做法：

　　1. 鸭胸肉洗净，切成粗丝，加入料酒、酱油、少量淀粉、油，抓拌均匀；姜切丝；青椒、红椒洗净，切丝；绿豆芽冲洗干净，沥干水分。

　　2. 锅内放油烧热，放入姜丝、肉丝炒散，炒至肉丝八成熟时，放入绿豆芽、青椒丝、红椒丝炒至断生，加入盐炒匀即可。

功效：滋阴祛火，促进消化，还可降低胆固醇，帮助糖尿病患者预防高脂血症。

鸡肉

补充蛋白质，调节糖类及脂肪代谢

性微温，味甘，归脾、胃经。

热量： 167 千卡 /100 克。

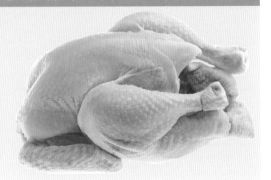

适宜人群： 一般人均可食用，尤其适合体质虚弱者。

推荐食用量： 每天 60 克。

降糖关键词： B 族维生素、蛋白质。

鸡胸肉中含有 B 族维生素，鸡肉中维生素 B_1 可参与糖类及脂肪的代谢，帮助葡萄糖转变成能量。有研究显示，当维生素 B_1 不足时，会影响体内糖类的代谢功能，加重血糖值控制的难度。

鸡肉中的维生素 B_3 有降低胆固醇的功效。鸡肉还含有牛磺酸，可抗脂质过氧化，保护心肌、增强心脏功能。

另外，鸡肉中的蛋白质含量高，蛋白质的氨基酸组成比例适当、种类多，而且易于消化，对糖尿病患者有很好的补虚功效。

影响血糖的营养素含量（以 100 克食物为例）						
可食部	三大营养素				膳食纤维	
	脂肪	糖类	蛋白质			
66 克	9.4 克	1.3 克	19.3 克		—	
维生素				矿物质		
维生素 C	维生素 B_1	维生素 B_2	维生素 E	钙	镁	锌
—	0.05 毫克	0.09 毫克	0.67 毫克	9 毫克	19 毫克	1.09 毫克

降糖厨房

香菇鸡丝粥

总能量	蛋白质	脂肪	糖类
约 284.5 千卡	13.7 克	8 克	39.9 克

原料： 大米 50 克，鸡胸肉 50 克，玉米油 5 克，鲜香菇、胡萝卜、葱、姜、盐各适量。

做法：

1. 将大米、鸡胸肉、香菇、胡萝卜洗净；再分别将鸡胸肉、香菇切丝，胡萝卜切丁；葱切花。

2. 将油热锅后，加入葱花、鸡胸肉、香菇爆香。

3. 加入适量清水，下入大米，待米煮熟后，把胡萝卜丁放入锅内，加盐调味，即可食用。

功效： 益气补肾，可帮助糖尿病患者补充营养、增强体质，还有助于控制血糖、降低血脂。

鸽肉

提高糖耐量，稳定血糖

性温，味甘，归肝、肾经。

热量： 201千卡/100克。

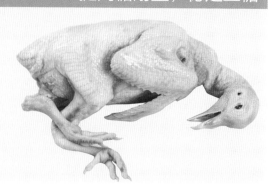

适宜人群： 一般人均可食用，尤其适合老年人、产妇、贫血者。

推荐食用量： 每天60克。

降糖关键词： 锌、铬、蛋白质。

鸽肉所含的锌元素是制造胰岛素的必要元素，人体如果缺锌，胰岛素制造量会失常，甚至无法制造，进而影响血糖值，引发糖尿病。

鸽肉中的铬可维持正常的糖耐量，起到稳定血糖的作用。

鸽肉的蛋白质易于消化与吸收，还可滋肾补气，改善因肾虚引起的内分泌代谢紊乱，从而稳定血糖水平。

影响血糖的营养素含量（以100克食物为例）

可食部	三大营养素			膳食纤维
	脂肪	糖类	蛋白质	
42克	14.2克	1.7克	16.5克	—

维生素				矿物质		
维生素C	维生素B$_1$	维生素B$_2$	维生素E	钙	镁	锌
—	0.06毫克	0.2毫克	0.99毫克	30毫克	27毫克	0.82毫克

降糖厨房

莲子枸杞鸽汤

总能量	蛋白质	脂肪	糖类
约186.3千卡	14.7克	12克	4.8克

原料：鸽子1只（约200克），莲子5克，枸杞子5克，姜3大片，料酒、盐各适量。

做法：

1. 将鸽子处理干净，入冷水锅中煮至水开漂起血沫后关火。捞出鸽子，鸽子改刀成四大块，用温水冲洗干净。

2. 另备一砂锅，放进鸽子、料酒、姜片，倒入热水至没过原材料约5厘米，大火煮开后，改小火煲两小时。

3. 将莲子和枸杞子用水冲一下，放进锅里再煲15分钟，即可关火，放少许盐调味即可。

功效：养心安神、补益肝肾，糖尿病患者适量食用，有助于增强免疫力，预防病毒感染。

水产类

鳝鱼

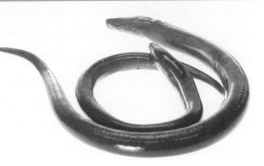

性温，味甘，归肝、脾、肾经。

热量： 89 千卡 /100 克。

适宜人群： 一般人均可食用，尤其产妇、眼疾患者、糖尿病患者。

推荐食用量： 每餐 80 克。

降糖关键词： 鳝鱼素、维生素 A。

鳝鱼所含的特殊物质"鳝鱼素"能降低血糖和调节血糖，对糖尿病有较好的调理作用。

食用禁忌

有肝胆湿热者，即有右胁疼痛、发热口渴、面目黄疸、胃脘微胀、饮食少、小便短黄者，不宜食用鳝鱼。

影响血糖的营养素含量（以 100 克食物为例）				
可食部	三大营养素			膳食纤维
	脂肪	糖类	蛋白质	
67 克	1.4 克	1.2 克	18 克	—

维生素				矿物质		
维生素 C	维生素 B$_1$	维生素 B$_2$	维生素 E	钙	镁	锌
—	0.06 毫克	0.98 毫克	1.34 毫克	42 毫克	18 毫克	1.97 毫克

降糖厨房

鸡丝鳝鱼汤

总能量	蛋白质	脂肪	糖类
约267.4 千卡	38.4 克	11.4 克	3.7 克

原料：鸡肉 100 克，鳝鱼 150 克，鸡蛋清少许，湿淀粉、盐、醋、葱、姜、白胡椒粉、香油、清汤各适量。

做法：

1. 鸡肉、鳝鱼分别洗净、切丝；将盐、鸡蛋清、湿淀粉、白胡椒粉拌匀成糊，分别将鳝鱼丝、鸡丝抓匀上浆；葱、姜切丝。

2. 锅内放清汤，加精盐、醋，旺火烧开，放入鳝鱼丝、鸡丝、姜丝烧开，用少量湿淀粉勾芡，撒入白胡椒粉、葱丝，淋上香油即成。

功效：补中益气、明目、活血养血、润泽肌肤，可帮助糖尿病患者预防皮肤病变和视网膜病变。

鲫鱼

促进胰岛素合成

性温，味甘，归脾、胃、大肠经。

热量： 108 千卡 /100 克。

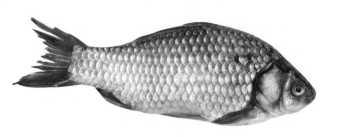

适宜人群： 一般人均可食用，尤其适合产后缺乳者。

推荐食用量： 每天 80 克。

降糖关键词： 锌、蛋白质。

　　鲫鱼含有丰富的矿物质锌，其能参与人体的多种酶代谢，可协助生成胰岛素。如果体内缺锌，胰岛素的量必然减少，从而影响到血糖的代谢。

　　鲫鱼的蛋白质含量高，易被人体吸收，且低脂肪、低含糖量，经常食用能够增强抵抗力。

这样吃降血糖

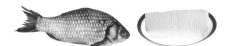

鲫鱼 + 豆腐 → 促进蛋白质、钙质的吸收和利用，可帮糖尿病患者预防骨质疏松

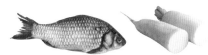

鲫鱼 + 白萝卜 → 营养丰富，利水消肿、除烦止渴，有助于增强体质、提高免疫力

影响血糖的营养素含量（以 100 克食物为例）

可食部	三大营养素			膳食纤维
	脂肪	糖类	蛋白质	
54 克	2.7 克	3.8 克	17.1 克	—

维生素				矿物质		
维生素 C	维生素 B₁	维生素 B₂	维生素 E	钙	镁	锌
—	0.04 毫克	0.09 毫克	0.68 毫克	79 毫克	41 毫克	1.94 毫克

降糖厨房

鲫鱼萝卜汤

总能量	蛋白质	脂肪	糖类
约 215.4 千卡	23.5 克	8.7 克	12.5 克

原料： 鲫鱼 240 克，白萝卜 200 克，植物油 5 克，盐 2 克，木耳、葱、姜各适量。

做法：

1. 将鲫鱼清洗干净，切成块状；干木耳用温水泡发；葱、姜切末；萝卜洗净、切丝备用。

2. 锅内倒油烧热，将鲫鱼煎至两面金黄，然后倒入开水没过鱼肉，加入葱和姜煮至沸腾。

3. 加入木耳和萝卜丝。盖上锅盖，中小火慢炖 20 分钟，炖至汤色奶白，加盐即可。

功效： 下气消食、健脾祛湿、和中开胃，糖尿病患者适当食用，即可补充营养，还有助于控制血糖血脂。

牡蛎

性微寒，味咸，归肝、胆、肾经。

热量： 73 千卡 /100 克。

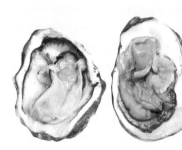

适宜人群： 一般人均可食用，适合心悸失眠、烦躁不安、自汗、盗汗者。

推荐食用量： 每餐 20 克。

降糖关键词： 锌、钙、牛磺酸。

　　牡蛎含锌丰富，锌在人体内广泛参与各种酶的代谢，也是制造胰岛素的必要元素，当人体缺乏锌元素时，胰岛素分泌就会失常。

　　牡蛎中的钙可平衡胰岛素分泌，当人体用餐后，钙便释放信息请求胰岛素增加分泌量，而当人体血糖降低时，又会通过钙的调节，降低胰岛素的分泌，使人体血糖保持正常值。

　　牡蛎还含有大量牛磺酸，其可促进肝糖原转化，减轻胰岛负担。另外，牛磺酸也有强化、扩张动脉血管，促进血液循环，降低血压与血脂的作用。

影响血糖的营养素含量（以 100 克食物为例）						
可食部	三大营养素					膳食纤维
	脂肪	糖类	蛋白质			
100 克	2.1 克	8.2 克	5.3 克			—
维生素				矿物质		
维生素 C	维生素 B$_1$	维生素 B$_2$	维生素 E	钙	镁	锌
—	0.01 毫克	0.13 毫克	0.81 毫克	131 毫克	65 毫克	9.39 毫克

降糖厨房

奶汁牡蛎

总能量	蛋白质	脂肪	糖类
约 189.8 千卡	9 克	6.8 克	12 克

原料：牛奶 160 克，牡蛎 80 克，盐 2 克，植物油 5 克，胡椒粉、洋葱、西芹各适量。

做法：

　　1. 将牡蛎取肉洗净焯熟；洋葱、西芹洗净、切碎。

　　2. 锅中倒入植物油，下洋葱碎、西芹碎炒香，再加入牛奶慢慢搅匀。

　　3. 加入牡蛎略煮，再加盐、胡椒粉调味，盛入碗中即可。

功效：提供丰富的蛋白质、钙质、牛磺酸等成分，有助于补充钙质、促进胰岛素分泌、稳定血糖。

鳕鱼

提高胰岛素敏感性

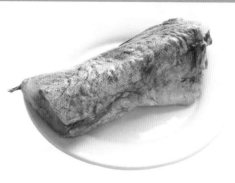

性温，味甘，归肝、大肠经。

热量： 88 千卡 /100 克。

适宜人群： 一般人均可食用，尤其适宜老人和儿童。

推荐食用量： 每餐 80 克。

降糖关键词： 钙、硒、不饱和脂肪酸、B 族维生素。

鳕鱼含有大量矿物质元素，如钙可维持胰岛素正常分泌，平衡血糖浓度；硒可促进葡萄糖在体内的运转，起到降低血糖的功效。

另外，鳕鱼还富含不饱和脂肪酸、B 族维生素，其中 B 族维生素可参与糖类代谢，不饱和脂肪酸可辅助降低血脂。

影响血糖的营养素含量（以 100 克食物为例）				
可食部	三大营养素			膳食纤维
	脂肪	糖类	蛋白质	
45克	0.5克	0.5克	20.4克	—

维生素				矿物质		
维生素 C	维生素 B₁	维生素 B₂	维生素 E	钙	镁	锌
—	0.04毫克	0.13毫克	—	42毫克	84毫克	0.86毫克

降糖厨房

清蒸鳕鱼

总能量	蛋白质	脂肪	糖类
约166 千卡	24.2 克	5.8 克	5.74 克

原料： 鳕鱼 240 克，鲜香菇 100 克，盐 2 克，植物油 3 克，香油 2 克，胡萝卜、姜、葱各适量。

做法：

1. 胡萝卜、葱、姜洗净、切丝；香菇洗净，切薄片备好。

2. 鳕鱼洗净，沥干后盛盘，放入蒸锅中，蒸 12~15 分钟至熟即可取出。

3. 锅内放油烧热，爆香姜丝，再加入胡萝卜丝、香菇片拌炒，再加入盐，煮开，放入葱丝略拌后熄火，将所有锅中淋汁材料盛起淋在鳕鱼上即可。

功效： 鲜香美味，营养丰富，而且脂肪含量低，非常适合糖尿病患者作为补益之用。

水果类

猕猴桃

促进糖代谢，预防并发症

性寒，味酸、甘，入胃、膀胱经。

热量： 61 千卡 /100 克。

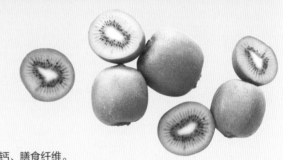

适宜人群： 一般人均可食用，尤其适合心血管疾病患者。

推荐食用量： 每天 1~2 个。

降糖关键词： 肌醇、维生素 C、镁、钙、膳食纤维。

猕猴桃中的肌醇是天然糖醇类物质，对调节糖代谢很有好处。

猕猴桃中大量的维生素 C 可延缓或改善糖尿病患者的周围神经病变。

猕猴桃还富含矿物质镁、钙，其中钙可维持胰岛素正常分泌，镁可调节血糖。

猕猴桃中的膳食纤维可减缓葡萄糖吸收，避免血糖上升太快。

影响血糖的营养素含量（以 100 克食物为例）

可食部	三大营养素			膳食纤维
	脂肪	糖类	蛋白质	
83 克	0.6 克	14.5 克	0.8 克	2.6 克

维生素				矿物质		
维生素 C	维生素 B₁	维生素 B₂	维生素 E	钙	镁	锌
62 毫克	0.05 毫克	0.02 毫克	2.43 毫克	27 毫克	12 毫克	0.57 毫克

降糖厨房

猕猴桃柚子羹

总能量	蛋白质	脂肪	糖类
约 79.6 千卡	1.2 克	0.6 克	18.6 克

原料： 猕猴桃 100 克，柚子 100 克，枸杞子、代糖各适量。

做法：

1. 将猕猴桃、柚子去皮，切成块状；枸杞子用温水泡 10 分钟。

2. 将三种材料一起放入锅中，加入清水，煮成浓缩稠汁，放入代糖调匀，放凉后放入冰箱中冰镇即可。

功效： 生津止渴、促进胃肠吸收，可有效改善消化不良，解除中暑症状，适合糖尿病患者夏季食用。

橘子

稳定血糖，降低血脂

性温，味甘、酸，归肺、胃经。

热量： 52 千卡 /100 克。

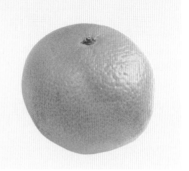

适宜人群： 一般人均可食用

推荐食用量： 每天 1 个。

降糖关键词： 维生素 C、橘皮苷、芦丁。

橘子富含维生素 C、橘皮苷，这两种物质可降低胆固醇、促进糖类代谢。

橘子瓣上的橘络里还含有一种名为芦丁的物质，该物质能使血管保持正常的弹性和密度，以及减少血管壁的脆性和渗透性，从而可以防止糖尿病患者发生视网膜出血。

这样吃降血糖

橘子 + 核桃 → 可增强体力，有利于糖尿病患者降低血脂

 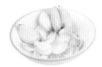

橘子 + 百合 → 润肺生津、除烦止渴

影响血糖的营养素含量（以 100 克食物为例）				
可食部	三大营养素			膳食纤维
	脂肪	糖类	蛋白质	
柑 77 克	0.2 克	11.9 克	0.7 克	0.4 克

维生素				矿物质		
维生素 C	维生素 B$_1$	维生素 B$_2$	维生素 E	钙	镁	锌
28 毫克	0.08 毫克	0.04 毫克	0.92 毫克	35 毫克	11 毫克	0.08 毫克

降糖厨房

橘子山楂饮

总能量	蛋白质	脂肪	糖类
约 177.6 千卡	1.7 克	0.8 克	42 克

原料： 橘子 250 克，山楂 100 克，代糖适量。

做法：

1. 橘子去皮，榨汁；山楂洗净入锅，加水 200 毫升煮烂，取汁。

2. 将山楂汁与橘汁混合，加入代糖调味即可。

功效： 清肝肺之热、润肠排毒、滋阴养血，糖尿病患者适量食用有助于消除脂肪、降低胆固醇。

桃

控制餐后血糖波动

性温，味甘、酸，归胃、大肠经。

热量： 42千卡/100克。

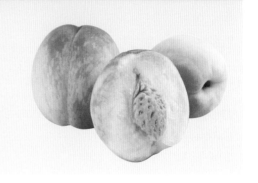

适宜人群： 一般人均可食用，尤其适合老年体虚、肠燥便秘、阳虚肾亏者。

推荐食用量： 每天1个。

降糖关键词： 膳食纤维、果胶。

桃含有膳食纤维，膳食纤维能够占据胃的空间，减少热量的摄入。

桃含有的果胶可推迟食物排空，延缓肠道对糖类的吸收，从而控制血糖升高，是糖尿病合并肥胖症的患者适宜吃的水果。

这样吃降血糖

桃 + 酸奶 → 营养更全面，还可促进消化，加快脂肪代谢

 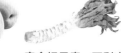

桃 + 莴笋 → 富含钾元素，可利水消肿，预防肥胖

影响血糖的营养素含量（以100克食物为例）				
可食部	三大营养素			膳食纤维
	脂肪	糖类	蛋白质	
桃（代表值）89克	0.1克	10.1克	0.6克	1克

维生素				矿物质		
维生素C	维生素 B$_1$	维生素 B$_2$	维生素 E	钙	镁	锌
10毫克	0.01毫克	0.02毫克	0.71毫克	6毫克	8毫克	0.14毫克

降糖厨房

番茄黄瓜蜜桃沙拉

总能量	蛋白质	脂肪	糖类
约90千卡	1克	0.2克	21克

原料：桃200克，黄瓜、小番茄、酸奶各适量。

做法：

1. 桃洗净，去皮、核，切块；黄瓜洗净、切小块；小番茄洗净，去蒂，一切两半。

2. 将以上各材料放入大盘中，加适量酸奶拌匀即可。

功效：富含维生素C、膳食纤维、果胶等有助于控制血糖的营养成分，很适合糖尿病患者食用。

菠萝 延缓餐后血糖升高

性平，味甘，归胃、肾经。

热量： 44 千卡 /100 克。

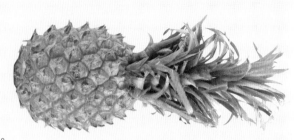

适宜人群： 一般人均可食用。

推荐食用量： 每天 50 克。

降糖关键词： 膳食纤维、维生素 B_1。

菠萝富含膳食纤维，有促进排便的作用，并可延缓餐后血糖升高，能起到控制血糖的目的。

另外，菠萝中的维生素 B_1 可参与体内的糖类代谢，有助葡萄糖转变为人体所需要的能量，也有稳定血糖的作用。

食用禁忌

菠萝属于含糖量中等得水果，血糖控制得比较好的糖尿病患者可在两餐之间适当食用菠萝，以避免餐后血糖波动。如果血糖控制得不理想，宜暂时不吃菠萝。

影响血糖的营养素含量（以 100 克食物为例）				
可食部	三大营养素			膳食纤维
	脂肪	糖类	蛋白质	
68 克	0.1 克	10.8 克	0.5 克	1.3 克

维生素				矿物质		
维生素 C	维生素 B_1	维生素 B_2	维生素 E	钙	镁	锌
18 毫克	0.04 毫克	0.02 毫克	—	12 毫克	8 毫克	0.14 毫克

降糖厨房

菠萝苹果沙拉

总能量	蛋白质	脂肪	糖类
约 73.3 千卡	0.6 克	0.2 克	18.3 克

原料：菠萝 100 克，梨、苹果各 50 克，胡萝卜、代糖、白醋各适量。

做法：

1. 菠萝去皮、切小块；梨、苹果洗净、去核，切小块；胡萝卜切丁。

2. 锅内放水烧开，将胡萝卜焯水，捞出沥干。

3. 将菠萝、梨、苹果、胡萝卜一同放入大碗内，加代糖、白醋搅拌均匀即可。

功效：清热除烦、生津止渴，糖尿病患者有阴虚火旺症状的，可适当食用此菜肴，以滋阴清热。

樱桃

促进胰岛细胞修复

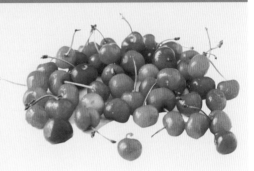

性温，味甘、酸，归脾、肝经。

热量：46 千卡 /100 克。

适宜人群：一般人均可食用，尤其适合消化不良、贫血、面色黯淡、体质虚弱。

推荐食用量：每天 8~10 个。

降糖关键词：花青素、维生素 C、维生素 E。

　　樱桃中富含的花青素可以促进人体内胰岛素分泌，从而有效地降低糖尿病患者的血糖水平。花青素也可有效修复受损的胰岛细胞。

　　樱桃还富含维生素 C，其可参与体内糖类代谢，有助于控制血糖。

　　另外，樱桃还含有丰富的维生素 E，对于糖尿病患者预防肾脏并发症有益。

这样吃降血糖

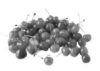 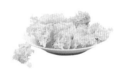

樱桃 + 银耳 → 滋阴养血，糖尿病患者适量食用有助于预防皮肤病变

影响血糖的营养素含量（以 100 克食物为例）				
可食部	三大营养素			膳食纤维
	脂肪	糖类	蛋白质	
80 克	0.2 克	10.2 克	1.1 克	0.3 克

维生素				矿物质		
维生素 C	维生素 B$_1$	维生素 B$_2$	维生素 E	钙	镁	锌
10 毫克	0.02 毫克	0.02 毫克	2.22 毫克	11 毫克	12 毫克	0.23 毫克

降糖厨房

樱桃银耳羹

总能量	蛋白质	脂肪	糖类
约 22.5 千卡	0.2 克	—	5.2 克

原料：樱桃 50 克，银耳、代糖各适量。

做法：

　　1. 银耳用温水泡发后去蒂，洗净，上蒸笼蒸约 10 分钟。

　　2. 汤锅加清水，放入代糖、樱桃，用旺火烧沸，然后起锅倒入银耳碗内即成。夏天可放凉后放入冰箱冰镇后食用，滋味很独特。

功效：滋阴养血、润肺补虚，还能降低血糖、血脂水平。

苹果

润肠排毒，调节血糖水平

性平，味甘、酸，归脾、肺经。

热量：53千卡/100克。

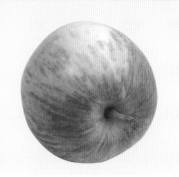

适宜人群：一般人均可食用，更适宜慢性胃炎、消化不良、维生素缺乏者。

推荐食用量：每天50克。

降糖关键词：果胶、多酚及黄酮类物质。

苹果富含果胶，可促进胃肠道中的铅、汞、锰的排出，能调节机体血糖水平，预防血糖的骤升骤降，并能够降低人体血清中胆固醇含量。

苹果中还含有多酚及黄酮类天然化学抗氧化物质，其中1个苹果就含有类黄酮约30毫克以上，黄酮类物质可降低2型糖尿病患冠心病的风险。而苹果多酚可控制餐后血糖，起到稳定血糖的功效。

影响血糖的营养素含量（以100克食物为例）				
可食部	三大营养素			膳食纤维
	脂肪	糖类	蛋白质	
苹果（代表值）85克	0.2克	13.7克	0.4克	1.7克

维生素				矿物质		
维生素C	维生素B$_1$	维生素B$_2$	维生素E	钙	镁	锌
3毫克	0.02毫克	0.02毫克	0.43毫克	4毫克	4毫克	0.04毫克

降糖厨房

苹果柚子沙拉

总能量	蛋白质	脂肪	糖类
约74千卡	1克	0.3克	18.2克

原料：苹果100克，柚子100克，红椒、芹菜、白醋、盐各适量。

做法：

1. 苹果洗净、切小丁；芹菜洗净切段；柚子去皮，掰成小块；红椒去籽、洗净，切小块。
2. 锅内放水烧热，下芹菜焯水，捞出沥干水分。
3. 将处理好的苹果、柚子、芹菜、红椒放一个大碗内，加入白醋、盐，搅拌均匀即可。

功效：提供丰富的维生素C、维生素E、果胶、膳食纤维等成分，糖尿病患者适量食用，可促进胰岛素分泌，调节机体血糖，降低胆固醇。

干果类

核桃 改善胰岛功能，稳定血糖

性温，味甘，归肺、肾经。

热量：646 千卡 /100 克。

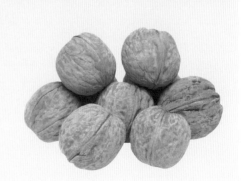

适宜人群：一般人群均可食用，尤其适合脑力劳动者和青少年。

推荐食用量：每天 5~8 个。

降糖关键词：脂肪酸、B 族维生素、锌、铬。

核桃中含有丰富的脂肪酸和 B 族维生素，能够改善胰岛功能，降低血糖水平。

核桃中还富含锌、铬，其中，铬是葡萄糖耐量因子的组成部分，负责调节人体糖的代谢，同时维持正常的葡萄糖耐量，有助于血糖值的稳定。而锌是制造胰岛素的必需原料，如果锌缺乏，体内胰岛素就会发生异常，影响血糖稳定。

影响血糖的营养素含量（以 100 克食物为例）				
可食部	三大营养素			膳食纤维
	脂肪	糖类	蛋白质	
核桃（干，胡桃）43 克	58.8 克	19.1 克	14.9 克	9.5 克

维生素				矿物质		
维生素 C	维生素 B₁	维生素 B₂	维生素 E	钙	镁	锌
1 毫克	0.15 毫克	0.14 毫克	43.21 毫克	56 毫克	131 毫克	2.17 毫克

降糖厨房

核桃韭香虾

总能量	蛋白质	脂肪	糖类
约 528.6 千卡	36.1 克	41.54 克	16.4 克

原料：核桃仁 60 克，虾仁 150 克，韭菜 100 克，葱花、姜丝、油、料酒、盐、淀粉各适量。

做法：

1. 核桃仁去掉外衣；虾仁洗净，去虾线，加料酒、盐、淀粉抓匀入味备用；韭菜择洗干净，切段。

2. 锅置火上，倒油烧至七成热，放入葱花、姜丝炒香，接着放入虾仁炒至八成熟，放入韭菜段、盐炒匀装盘，放入核桃仁即可。

功效：补虚益肾，而且富含膳食纤维，糖尿病患者适当食用，有助于提高免疫力、降低血糖和血脂。

花生

参与糖代谢，降低胆固醇

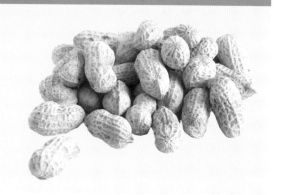

性平，味甘，归肺、脾经。

热量： 574 千卡 /100 克。

适宜人群： 一般人群均可食用。

推荐食用量： 每天 50 克。

降糖关键词： 维生素 E、亚油酸。

花生含有丰富的维生素 E，其可降低血液中血小板沉积在血管壁的数量，加强毛细血管的收缩功能，改善凝血因子缺陷，使血管保持柔软通畅，对防治冠心病有积极作用。

花生还含有大量亚油酸，可避免胆固醇在体内沉积，具有降低血浆胆固醇、预防糖尿病并发高脂血症的功效。

影响血糖的营养素含量（以 100 克食物为例）				
可食部	三大营养素			膳食纤维
	脂肪	糖类	蛋白质	
花生仁（干）100 克	44.3 克	21.7 克	24.8 克	5.5 克

维生素				矿物质		
维生素 C	维生素 B$_1$	维生素 B$_2$	维生素 E	钙	镁	锌
2 毫克	0.72 毫克	0.13 毫克	18.09 毫克	39 毫克	178 毫克	2.5 毫克

降糖厨房

花生木瓜排骨汤

总能量	蛋白质	脂肪	糖类
约 528.6 千卡	36.1 克	41.54 克	16.4 克

原料：花生仁 20 克，熟木瓜 1 个，猪排骨 200 克，姜片、盐、料酒各适量。

做法：

1. 花生仁洗净，用清水浸泡 30 分钟；木瓜洗净，去皮、籽，切成块。

2. 猪排骨剁成块，冷水下锅，煮尽血污，捞出冲净备用。

3. 将排骨、木瓜、花生仁、姜片一同放进汤煲内，加适量清水、料酒，大火煮开后改小火煲煮 40 分钟，待排骨烂熟，去掉姜片，加盐调味即可。

功效：健脾补血，适合体质虚弱、气血不足的糖尿病患者作为食疗之用。

莲子

提高胰岛素工作效率

性平，味甘，归胃、肾经。

热量： 350 千卡/100 克。

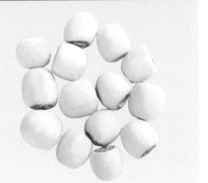

适宜人群： 一般人均可食用，尤其适合体虚、脾虚者。

推荐食用量： 每天 10 克。

降糖关键词： 镁、钙、棉籽糖。

莲子中镁的含量十分丰富，可提高胰岛素的工作效率，达到维持血糖稳定的目的，还能够降低血液中胆固醇的含量，降低血脂。

莲子中还含有大量的钙质，钙可协调胰岛 B 细胞的工作，防止糖代谢紊乱。

莲子中所含的棉籽糖是一种水溶性膳食纤维，对糖尿病患者控制血糖有所帮助。

影响血糖的营养素含量（以 100 克食物为例）				
可食部	三大营养素			膳食纤维
	脂肪	糖类	蛋白质	
100 克	2 克	67.2 克	17.2 克	3 克

维生素				矿物质		
维生素 C	维生素 B_1	维生素 B_2	维生素 E	钙	镁	锌
5 毫克	0.16 毫克	0.08 毫克	2.71 毫克	97 毫克	242 毫克	2.78 毫克

降糖厨房

银耳莲子汤

总能量	蛋白质	脂肪	糖类
约 195.3 千卡	8.24 克	1.1 克	45.7 克

原料： 银耳 50 克，莲子 20 克，代糖适量。

做法：

1. 银耳用清水泡发、洗净；莲子洗净。

2. 将银耳、莲子一同放入砂锅中，加入适量清水，大火煮沸后，改用小火煮至银耳熟烂，加代糖调味即可。

功效： 滋阴润肺、健脾养心，糖尿病患者若肺燥咳嗽、心烦失眠，可用这道菜肴来改善。

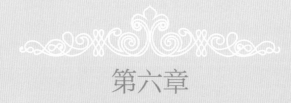

第六章

用对中药，让血糖降下来

控制血糖，

你不是一个人在战斗，

生活中常见的中药、流传千古的名方也能帮忙。

糖尿病患者可在医生的指导下，

西医治疗为主、中医治疗为辅，

联合运动、饮食管理来达到降低血糖的目的。

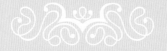

中医里的糖尿病

中医将糖尿病归于"消渴"的范畴，"消渴"就是消瘦烦渴的意思。中医认为糖尿病多因嗜酒厚味，脾胃损伤，运化失调，消谷耗津，纵欲伤阴而致。先天禀赋不足者，尤其以阴虚体质者更容易患糖尿病。除此之外，长期的精神刺激会使肝气郁结，郁而化火，肝火犯胃，耗伤津液，造成津液亏损，引发消渴，从而导致糖尿病。热病之后，肺受燥热所伤，津液敷布不利，导致消渴，发为糖尿病。劳欲过度，房事不节，肾精亏损，虚火内生，火因水竭益烈，水因火烈而益干，发为消渴。

消渴表现为三多，即多饮、多食、多尿，"三多"症状往往同时存在，根据其表现程度的轻重不同，分为以下集中类型：

肺热津伤型糖尿病（上消）

症状表现：以肺燥为主，表现为烦渴多饮、口干舌燥，尿频量多，舌边尖红，苔薄黄，脉洪数。

治疗原则：患者肺热津伤，应清热润肺，生津止渴。

胃热炽盛型糖尿病（中消）

症状表现：以胃热为主，表现为多食易饥，口渴，尿多，形体消瘦，大便干燥，苔黄，脉滑实有力。

治疗原则：患者胃热炽盛，应清胃泻火，养阴增液。

肾阴亏损型糖尿病（下消）

症状表现：表现为尿频量多，混浊如脂膏，或尿甜，腰膝酸软，乏力，头晕耳鸣，口干唇燥，皮肤干燥、瘙痒，舌红苔，脉细数。

治疗原则：应滋阴补肾、润燥止渴；

阴阳两虚型糖尿病（下消）

症状表现：主要表现为小便频数，混浊如膏，甚至饮一溲一，面容憔悴，耳轮干枯，腰膝酸软，四肢欠温，畏寒肢冷，阳痿或月经不调，舌苔淡白而干，脉沉细无力。

治疗原则：应温阳滋阴、补肾固摄。

这几种证型之间常互相影响，如肺燥津伤，津液失于敷布，则脾胃不得濡养，肾精不得滋助；脾胃燥热偏盛，上可灼伤肺津，下可耗伤肾阴；肾阴不足则阴虚火旺，亦可上灼肺胃，终至肺燥胃热肾虚。所以，中医治疗消渴病的基本原则是清热润燥、养阴生津，调养好虚损的脏腑，滋养气血。

降糖食药物质

枸杞子　　　　　　　　　　　　　提高糖耐量

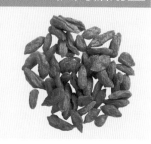

性平，味甘淡，归胃、肾经。

适宜人群：一般人均可食用。

推荐用量：每天 10 克。

降糖关键词：枸杞多糖。

　　枸杞子是常见的药食同源之品，可药可食，具有滋补肝肾、和血润燥、益精明目等功效，可帮助糖尿病患者调养脾胃与肾脏。

　　现代研究表明，枸杞子中的枸杞多糖有降血糖作用，可增强胰岛素的敏感性，增加肝糖原的储备，从而降低血糖水平。枸杞子还可以降低血中胆固醇，降低并发高血压、高脂血症的风险。

这样吃降血糖

枸杞子 + 菊花 → 清肝明目，可帮助糖尿病患者预防眼底病变

食用宜忌

　　正在感冒发热、身体有炎症、腹泻者不宜吃枸杞子；性情急躁、喜食肉类、气滞痰多者慎食枸杞子。

降糖药膳

山药枸杞粥

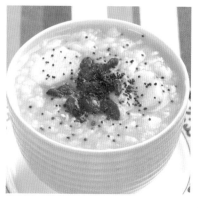

原料：枸杞子 20 克，山药 20 克，菟丝子 10 克，覆盆子 10 克，大米 50 克。

做法：

　　1. 先把大米熬成粥，再用菟丝子和覆盆子煮成高汤。

　　2. 将高汤加到煮得黏稠的粥中，盖上锅盖用大火煮到沸。

　　3. 沸腾以后改用小火，再加枸杞子及山药，煮熟即可。

功效：明目、补肝肾，可帮助糖尿病患者预防视力退化，还有增强体质、提高免疫力的作用。

葛根

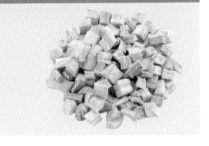

降血压，降血糖

性寒，味甘、辛，归脾、胃经。

推荐用量： 具体用量需听从医生指导。

降糖关键词： 黄酮类化合物。

葛根是药膳中的"常客"，其有解肌退热、生津止渴、透发麻疹、升阳止泻的功效，可帮助糖尿病患者清肺胃热、滋阴润燥。

现代药理研究证明，葛根主要含大豆苷、葛根素等多种黄酮类化合物，这些成分对糖尿病有独特的效果。另外，葛根还能扩张冠脉血管和脑血管，增加冠脉血流量和脑血流量，防治冠心病、高血压等并发症。

这样吃降血糖

葛根 + 糯米 → **温补脾胃，适合脾胃虚寒、消化不良者**

食用宜忌

胃寒者应慎用葛根。

降糖药膳

葛根大米粥

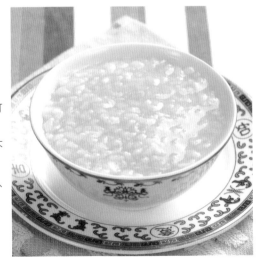

原料： 葛根 30 克，大米 50 克。

做法：

1. 大米洗净，加适量清水浸泡一晚；葛根打成粉，和大米连同泡米水一起放入砂锅内。

2. 用文火煮至米开粥稠即可。可当饮料，不限时间稍温食用。

功效 清热除燥、生津止渴、降压降糖，适合高血压、冠心病、老年性糖尿病等阴虚内热、口渴多饮者。

桑叶

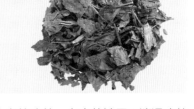

味苦、甘，性寒，归肺、肝经。

推荐用量： 具体用量需听从医生指导。

降糖关键词： 桑叶多糖。

桑叶具有疏散风热、平肝明目、清肺润燥、凉血止血的功效，自古就被用于消渴症的治疗。现代研究证明，桑叶具有抑制血糖上升的作用，对预防和缓解糖尿病起到一定作用。

桑叶中含有丰富得氨基酸、膳食纤维、矿物质以及多种生理活性物质，其中所含有的桑叶多糖能够促进胰岛素分泌，修复胰岛细胞并增强胰岛细胞敏感性，从而起到平衡血糖的作用。

这样吃降血糖

桑叶 + 鸡肉 → **糖尿病患者适量食用有助于补益五脏，增强胰岛功能**

桑叶 + 猪瘦肉 → **滋阴润燥、除烦止渴，对控制血糖、血压有益**

食用宜忌

外感风寒、脾胃虚寒者不宜用，严重低血压患者慎用。

降糖药膳

夏枯草桑叶菊花茶

原料：夏枯草 12 克，桑叶 10 克，菊花 10 克。

做法：

1. 将夏枯草、桑叶用清水冲洗干净，加入适量水浸泡半小时，然后连水一起倒入砂锅中煮半小时。

2. 加入菊花煮 3 分钟，即可代茶饮。每日 1 剂，不拘时频饮。

功效：清肝明目，降压降脂。适合肝火过旺，以及"三高"人群。

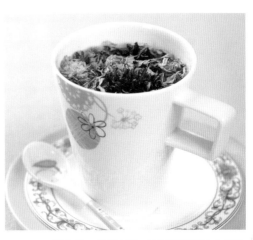

黄精

降血糖，降血脂

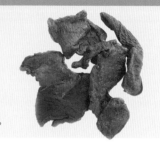

性平，味甘，归脾、肺、肾经。

推荐用量：具体用量需听从医生指导。

降糖关键词：黏液质、多糖、维生素 B_3、氨基酸、毛地黄苷等。

黄精具有补脾益气，滋肾添精等功效，中医临床上常用于治疗肺燥咳嗽、脾虚乏力，以及食少口干、消渴等症状。现代研究发现，黄精的主要成分为黏液质、多糖、维生素 B_3、氨基酸、毛地黄苷等，能提高机体免疫力，帮助人体控制血糖，还有增加冠状动脉血液流量、降低血脂、延缓动脉粥样硬化等作用。

这样吃降血糖

黄精 + 猪瘦肉 → 益气养血，适合体虚食少、消瘦多病、身倦无力者食用

食用宜忌

黄精性滋腻，易助湿邪，因此脾虚有湿、咳嗽痰多及中寒泄泻者均不宜服用。

服用黄精期间忌食酸、冷食物，如梅与黄精同食，以免降低黄精药效。

降糖药膳

黄精大米粥

原料：大米 100 克，黄精 20 克，代糖适量。

做法：

1. 将黄精洗净放入砂锅中，加入适量水煎煮，去渣取汁。

2. 大米洗净放入锅中煮成粥，加入药汁和适量的代糖再稍煮片刻即可。

功效：益气补虚、健脾和胃，糖尿病患者适量食用可提高免疫力，对控制血糖有益。

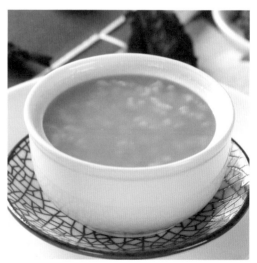

玉竹

降低血糖，控制症状

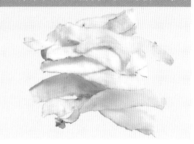

性平，味甘，归心、肾、肺经

适宜人群：适宜体质虚弱、免疫力降低、阴虚燥热、食欲缺乏、肥胖的人服用

推荐用量：具体用量需听从医生指导

降糖关键词：抗氧化成分。

　　玉竹有养阴、润燥、除烦、止渴等功效。玉竹对肾上腺素引起的高血糖有抑制作用，可用于糖尿病的治疗。

　　玉竹中有抗氧化成分，可调节人体免疫力，对于糖尿病患者，尤其是中老年 2 型糖尿病患者来说，经常适量服食玉竹配制的药茶、药膳，不仅可有效地控制症状，还可以降低血糖。

这样吃降血糖

玉竹 + 百合　　→　滋阴润肺、生津止渴，适合消渴症

食用宜忌

　　玉竹滋阴润燥，脾虚而有湿痰气滞者、中寒便溏者不宜服用。

降糖药膳

玉竹苦瓜

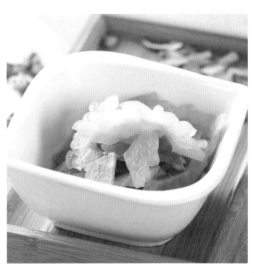

原料：苦瓜 200 克，玉竹 10 克，桔梗 6 克，盐、白醋各适量。

做法：

　　1. 苦瓜洗净，去子后切成薄片，冰水浸泡，冷藏 10 分钟，捞出沥干；玉竹、桔梗洗净后打成粉末。

　　2. 将苦瓜、玉竹桔梗粉末、盐、白醋拌匀即可。

功效：清肺润燥、止咳化痰、生津止渴。脾虚便溏者慎食；痰湿内蕴者禁食。

桔梗

稳定血糖，降低血脂

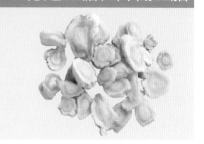

性微温，味苦、辛，归肺经

推荐用量： 具体用量需听从医生指导

降糖关键词： B族维生素、维生素C、皂苷。

桔梗别名六角荷、铃铛花，有祛痰止咳、宣肺、排脓的功效，适用于肺热津伤型糖尿病的调理。

现代营养学认为，桔梗含有丰富的B族维生素、维生素C以及多种皂苷，这些物质都有利于血糖稳定。桔梗中的皂苷有降糖作用，也有降胆固醇、松弛平滑肌的功效，对糖尿病并发症高血压、高脂血症有预防作用。

这样吃降血糖

桔梗 + 冬瓜 → **清热消痰、利水消肿、疏风散热，预防糖尿病并发肾病**

食用宜忌

桔梗性凉主泻，所以阴虚久咳及咯血者禁服；脾胃虚弱者慎服。

降糖药膳

荆芥桔梗粥

原料： 荆芥9克，桔梗12克，甘草6克，粳米60克。

做法： 将荆芥、桔梗、甘草用布包好，一同用水煎，去渣。再加粳米煮粥。

功效： 此粥可在早餐食用。用于糖尿病并发扁桃体炎属风热者，有清热宣肺、利咽止咳的功效。

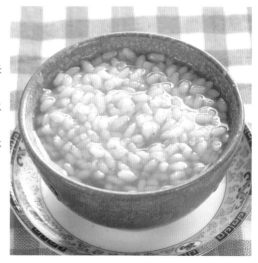

降糖常用中药

地黄　　　　　　　　　　　辅助降血糖

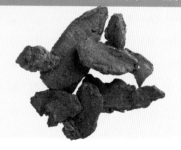

熟地黄性微温，味甘；生地黄性寒，味甘；归肝、肾经

推荐用量： 生地黄常用剂量为 10~30 克；具体用量需听从医生指导

降糖关键词： 地黄素。

地黄分生地黄和熟地黄，熟地黄有补血、滋阴的作用；生地黄具有清热凉血、养阴生津的功效。现代药理认为，生地黄降糖成分为地黄素，不仅对糖尿病患者有治疗作用，还能增强糖尿病患者机体的免疫力，特别是对免疫功能低下者作用更明显。

同时，生地黄对糖尿病并发症也有预防作用。生地黄有保肝和强心作用，尤其是对衰弱的心脏。另外，生地黄提取液具有降压、镇静、抗炎、抗过敏的功效。

这样吃降血糖

生地黄 + 黄精　→　养阴生津，适合阴虚火旺得糖尿病患者

食用宜忌

生地黄性寒而滞，脾虚湿滞、腹满便溏者不宜服用。

降糖药膳

生地黄精粥

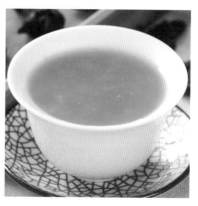

原料：生地黄 30 克，粳米 30 克，黄精（制）30 克。

做法：

1. 先将生地黄、黄精放入砂锅中，加两碗水，煎煮至一碗，去渣取汁。

2. 粳米淘洗干净，放入锅中，倒入药汁，并加入适量清水，大火煮沸后，改小火煮至粥黏稠即可。

功效：清热凉血，生津润燥。适合肝火过旺、胃火炽盛的糖尿病患者。

女贞子

补益肝肾，降血糖

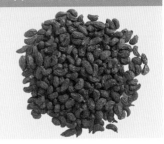

性凉，味甘、苦，入肝、肾经

推荐用量：具体用量需听从医生指导

降糖关键词：齐墩果酸、钙、镁。

女贞子是一味补益肝肾的常用中药，具有滋阴补肾、清热明目等功效，对肾阴亏损型糖尿病之腰膝酸软、乏力、头晕耳鸣等有改善作用。

现代研究发现，女贞子中的齐墩果酸有降血糖的作用。另外，女贞子还含有钙、镁等微量元素以及十七种氨基酸，这些营养素可帮助糖尿病患者降低血糖、血脂，预防高脂血症、脂肪肝等并发症。

这样吃降血糖

女贞子 + 桑葚 → 补益肝肾，改善头昏目眩、腰膝酸软等症

女贞子 + 枸杞子 → 滋补肝肾，提神明目，缓解视物模糊

食用宜忌

女贞子性凉，脾胃虚寒泄泻及阳虚者不宜服用。

降糖药膳

女贞子海参瘦肉汤

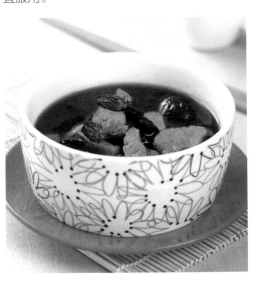

原料：海参、猪瘦肉各 100 克，五味子 6 克，女贞子、桂圆肉各 5 克，红枣 3 颗，姜、盐各适量。

做法：

1. 将五味子、女贞子、桂圆肉浸泡；红枣洗净、去核；海参用温开水浸泡发透，切块状；猪瘦肉洗净，切块；姜洗净，切片。

2. 将姜片、猪瘦肉、海参、五味子、女贞子、桂圆肉、红枣放进锅内，加水适量，小火炖至肉熟汤浓，加盐调味即可。

功效：滋补肝肾，可改善肾阴亏损型糖尿病所致腰膝酸软、视物昏花、阳痿遗精、头晕目眩等症。

白术

助消化，降血糖

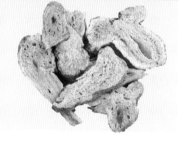

性温，味苦、甘，归脾、胃二经

推荐用量： 具体用量需听从医生指导

降糖关键词： 抗氧化作用。

胃热炽盛型糖尿病者，多因胃火炽盛而影响脾之运化，使人得不到足够的营养而变得形体消瘦。而白术是一种常用的健脾之品，可健脾益气、燥湿利水，改善胃热、脾失健运之症。

现代药理学研究发现，用白术煎水服用，可减速体内葡萄糖的氧化作用，起到降血糖的作用。另外，白术的抗氧化作用也比较突出，可帮助糖尿病患者保护血管，预防高血压、冠心病等并发症。

这样吃降血糖

白术 + 茯苓 → **健脾燥湿，可用于头晕目眩、胸满腹胀、四肢倦怠、面黄形瘦、便溏腹泻等**

食用宜忌

胃痛生火者，忌用白术。痈疽多脓、面色黑瘦、气胀阴虚者不宜服用白术。

降糖药膳

白术鲫鱼粥

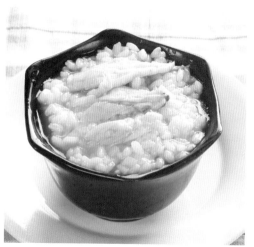

原料：白术 10 克，鲫鱼 1 条，粳米 100 克，盐适量。

做法：

1. 鲫鱼处理干净，取鱼肉；白术洗净煎汁100 毫升。

2. 将鱼与粳米煮粥，粥将成时加入药汁搅匀，加盐调味即可。

功效：燥湿利水，养脾益气。糖尿病患者适量食用，可增强脾的健运功能，改善形体消瘦等问题。

绞股蓝

性寒，味苦，归肺、脾、肾经

推荐用量： 具体用量需听从医生指导

适宜人群： 适宜高血压患者、高血糖患者、高血脂患者、睡眠不好者、亚健康人群等

降糖关键词： 绞股蓝皂苷。

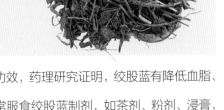

绞股蓝有补气养阴、清肺化痰、养心安神等功效，药理研究证明，绞股蓝有降低血脂、血糖的功效，对中老年 2 型糖尿病患者来说，经常服食绞股蓝制剂，如茶剂、粉剂、浸膏，以及与绞股蓝配伍制成的药膳，是极为有益的。

绞股蓝主要成分为绞股蓝皂苷，可防止动脉粥样硬化，提供给细胞充足养分，保证血流通畅，降低心脑血管发病率，可有效预防因糖尿病引起的并发症。

这样吃降血糖

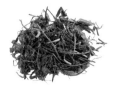

绞股蓝 + 枸杞子 → 养肝肾、抗氧化，可帮助糖尿病患者调理脏腑功能、降低胆固醇

食用宜忌

寒性体质、肠胃功能不佳、孕妇以及儿童不宜服用绞股蓝。

降糖药膳

绞股蓝茶

原料： 绞股蓝 3 克，绿茶 2 克，枸杞子 3 克。

做法： 将绞股蓝、绿茶、枸杞子放入杯中，冲入 300 毫升热水，静置 3~5 分钟让其出味即可饮用，可连续冲泡 4~5 次。

功效： 具有抗老化、养肝清血、降低胆固醇等功效。

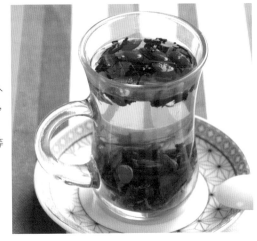

麦冬

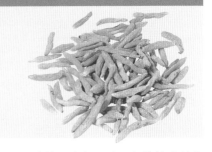

促使胰岛细胞恢复

性微寒，味甘、微苦，入胃、心、肺经。

推荐用量： 具体用量需听从医生指导。

降糖关键词： 寡糖。

麦冬具有养阴生津的功效，对于糖尿病之口渴咽干、多饮、心烦不宁、低热等症状有一定的缓解作用。现代研究发现，麦冬中的寡糖具有促进胰岛细胞修复、增加肝糖原的功效，对 2 型糖尿病有辅助治疗作用。

这样吃降血糖

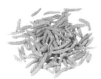

麦冬 + 枸杞子 → 滋阴生津、补益肝肾，可改善口渴咽干等阴虚之症

麦冬 + 菊花 → 清热滋阴、清肝明目，可帮助糖尿病患者保护视力

食用宜忌

脾胃虚寒泄泻、胃有痰饮湿浊以及感染风寒者不宜服用麦冬。

降糖药膳

麦冬枸杞粥

原料：大米 50 克，枸杞子、麦冬各 30 克。

做法：

1. 将麦冬、枸杞子洗净，放入砂锅中，加入适量清水，煎煮 20 分钟，去渣留汁。

2. 大米洗净，放入砂锅中，添加适量清水，煮至大米熟烂成粥即可。

功效：滋补肝肾、明目消渴、增强体质。

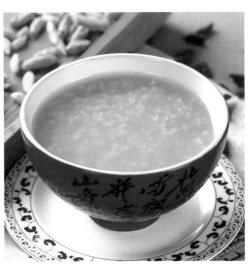

黄芪

双向调节血糖血压

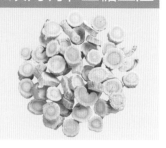

性微温，味甘，归脾、肺经。

推荐用量：具体用量需听从医生指导。

降糖关键词：黄芪多糖。

　　黄芪是常见的药食同源之物，常用于制作药膳，有补气升阳、益卫固表、托毒生肌、利水消肿的功效，对糖尿病之气虚乏力、消瘦等有改善作用。

　　现代研究发现，黄芪可通过增加糖原合成酶活性，进而增加胰岛素的敏感性，达到降血糖的作用。黄芪中的黄芪多糖、黄芪皂苷有保护血管、增强心脏功能的作用，对糖尿病并发心脏病、高血压有预防作用。

这样吃降血糖

黄芪 + 当归 → 补血益气，适合糖尿病之肝气不足、气滞血瘀

黄芪 + 乌鸡 → 补肝益肾、益气固表、延缓衰老，可助糖尿病患者补虚强身

食用宜忌

　　黄芪性温，面红目赤、口干口苦、心烦易怒、小便黄、大便秘结等上火者不宜服用黄芪。

降糖药膳

黄芪香菇鲈汤

原料：黄芪 25 克，鲈鱼 1 条，红枣 6 枚，鲜香菇 4 朵，胡萝卜、盐、姜、葱花各适量。

做法：

　　1. 先把黄芪和红枣放入水中煮滚，再把香菇及胡萝卜洗净、切好，放入锅中。

　　2. 至汤再次滚开之后，再放入鲈鱼同煮，最后添加适量的姜、葱花及盐即可。

功效：糖尿病患者常有伤口难以愈合的困扰，这道药膳可增强细胞代谢功能，对伤口修复有所帮助。

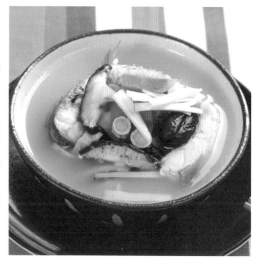

西洋参　　促进糖代谢和脂肪代谢

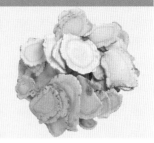

性凉，味甘辛，入心、肺、肾经

推荐用量：具体用量需听从医生指导

降糖关键词：皂苷。

西洋参是一种补而不燥、男女老少皆宜的高级保健品，具有益气养阴、生津止渴、消除疲劳、安神益智等功效，糖尿病患者常出现乏力的症状，适当服用西洋参可益气强身。

研究发现，西洋参中含有的皂苷是一种天然化合物，具有改善胰岛素抵抗方式，调节胰岛素分泌、促进糖代谢和脂肪代谢等功效，对治疗糖尿病有一定的辅助作用。

这样吃降血糖

西洋参 + 枸杞子 → 补气养阴，滋养肝肾，增强
体质

 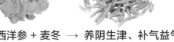

西洋参 + 麦冬 → 养阴生津、补气益气，适用于
糖尿病之阴虚烦渴

食用宜忌

服用西洋参期间，不宜喝咖啡和茶。茶叶含有多量鞣酸，与西洋参作用相反，会破坏西洋参的有效成分。最好在服用西洋参 2~3 日后再喝茶，另外，服用西洋参期间勿吃生萝卜，以免影响疗效。

降糖药膳

西洋参茶

原料：西洋参 5 克。

做法：

1. 西洋参切片。

2. 将西洋参片放入保温杯中，加入 250 毫升沸水，闷泡 15 分钟即可。每日 1 剂，早、晚各冲泡 1 次。

功效：益气生津、润肺清热，特别适用于少气、乏力、口干等气阴两亏者。

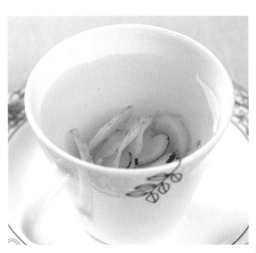

地骨皮

降血糖，降血脂

性寒，味甘，归肺、肾经

推荐用量：具体用量需听从医生指导

降糖关键词：生物碱类、亚油酸、牛磺酸、枸杞素 A 和枸杞素 B。

地骨皮又称净骨皮，有凉血热、退虚热、清泻肺热之功。

研究发现，地骨皮的主要成分有生物碱类、亚油酸、牛磺酸等，可保护胰岛素细胞，增加胰岛素分泌，并有降低血清胆固醇和甘油三酯的功效。

地骨皮中的枸杞素 A 和枸杞素 B 有抗肾上腺皮质激素和肾素的作用，是其降压的主要物质。

这样吃降血糖

地骨皮 + 麦冬 + 桑白皮 → 滋补肝肾、清润肺脏，可改善糖尿病症状

食用宜忌

脾胃虚寒者不宜服用地骨皮。

地骨皮忌用铁器煎煮，否则会降低其药效。

降糖药膳

地骨皮粥

原料：地骨皮 15 克，大米 50 克，代糖适量。

做法：将地骨皮择净，水煎取汁，加大米煮粥，待熟时调入代糖，再煮一二沸即成。每日 1 剂，连续 3~5 天。

功效：凉血退热、清肺热，适用于阴虚火旺、肺热的糖尿病患者作为食疗服用。

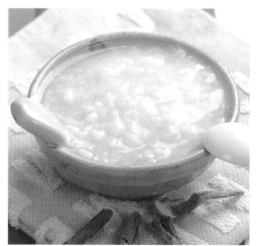

中医降糖传世名方^❶

玉女煎

清胃热、滋肾阴、治消渴

玉女煎源自《景岳全书》，既可补肾水之不足，又能泻胃火之有余，改善阴虚火亢之证。胃热炽盛的糖尿病患者常吃得多、容易饿，还伴有口渴、尿多、消瘦、大便燥结等症；肾阴亏虚的糖尿病患者常尿频、尿甜，伴有腰膝酸软、乏力、头晕耳鸣、大便干结、皮肤瘙痒等，都可以用玉女煎来改善。

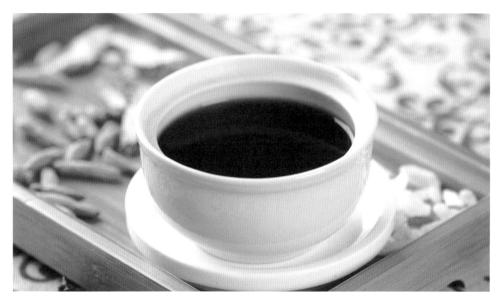

【名方组成】石膏9~15克，熟地黄9~30克，麦冬6克，知母、牛膝各5克。

【名方用法】水煎服。

【名方详解】方中石膏辛甘大寒，清胃火；熟地黄甘而微温，滋肾水之不足；知母苦寒质润、滋清兼备，既助石膏清胃热而止烦渴，又能助熟地黄滋养肾阴；麦冬微苦甘寒，助熟地黄滋肾而润胃燥，又能清心除烦；牛膝清热滋阴，滋补肝肾。诸药合用，清热与滋阴共进，虚实兼治，对胃热阴虚证有疗效。

【名方禁忌】服用玉女煎期间，宜注意饮食，远离海鲜、辛辣刺激性食物。大便溏泄、脾胃阳虚者不宜服用。

---

❶ 请在执业医师指导下使用本节所述名方。

六味地黄丸合生脉散

滋阴补肾、敛阴止汗，改善消渴症

六味地黄丸最早见于《小儿药证直诀》，是钱乙在《金匮要略》"肾气丸"的基础上，减去桂枝、附子而成，原名"地黄丸"，用来治疗肝肾阴虚证。生脉散出自《医学启源》，具有益气生津、敛阴止汗的功效，可用于气阴两虚证。两方合用，对阴阳两虚型糖尿病之口渴多饮、汗多等有良好疗效。

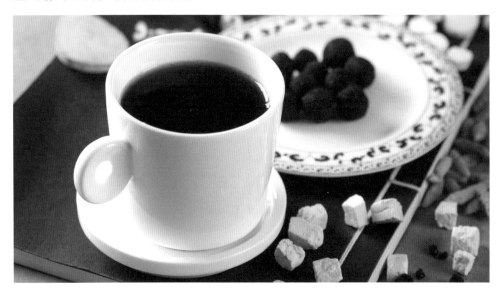

【名方组成】

【六味地黄丸】熟地黄 24 克，山萸肉、山药各 12 克，泽泻、牡丹皮、茯苓（去皮）各 9 克。

【生脉散】五味子 6 克，人参、麦冬各 9 克。

【名方用法】六味地黄丸所有药物研为细末，炼蜜为丸，如梧桐子大。生脉散水煎取药汁，然后用药汁送服 3 丸六味地黄丸。

【名方详解】六味地黄丸以滋补肾阴为主，方中熟地黄可以补肾阴，山茱萸肝肾同补，

山药能健脾益肾，牡丹皮清热凉血，茯苓、泽泻健脾利湿。生脉散益气养阴、生津止渴，方中人参甘温，益元气，补肺气，生津液；麦冬甘寒，养阴清热，润肺生津；五味子酸温，敛肺止汗，生津止渴。

【名方禁忌】肾阳不足之手脚冰凉，脾胃亏虚、痰湿偏盛之食欲不振，以及宫寒者不宜服用本方。感冒腹泻之人，儿童、孕妇、哺乳期妇女应在医师指导下服用。

杞菊地黄丸

滋阴补肾、敛阴止汗，改善消渴症

杞菊地黄丸出自《麻疹全书》，即在六味地黄丸的基础上加枸杞子、菊花而成，适用于肝肾阴虚、两目昏花、视物模糊等症。现代研究证实，杞菊地黄丸对肾阴不足引起的糖尿病、高血压有较好的疗效，糖尿病合并高血压患者可在医生指导下，适量服用杞菊地黄丸，以控糖降压。

【名方组成】熟地黄 24 克，山茱萸、干山药各 12 克，泽泻、牡丹皮、茯苓（去皮）、枸杞子、菊花各 9 克。

【名方用法】上述药物研为细末，蜜炼为丸，如梧桐子大小，每次服 9 克，空腹服用。

【名方详解】方中熟地黄滋阴补肾，填精益髓；山茱萸补养肝肾；山药补益脾阴，益肾固精；泽泻利湿泄浊，防熟地黄之滋腻；牡丹皮清热泻火，并制山茱萸之温涩；茯苓淡渗脾湿，并助山药之健运；枸杞子补肾益精，养肝明目；菊花善清利头目，宣散肝经之热。

【名方禁忌】感冒发热不宜服用，儿童、孕妇、哺乳期妇女应在医师指导下服用。

一贯煎

补气养阴、滋补肺肾，改善消渴症

中药方剂"一贯煎"出自《续名医类案》，为养阴柔肝的代表方剂，主治肝肾阴虚、肝气郁滞证。临床主要用于治疗 2 型糖尿病、高血压、慢性肝炎、消化性溃疡、肋间神经痛、神经症等属肝肾阴虚者。

【名方组成】北沙参、麦冬、当归各 9 克，生地黄 18~30 克，枸杞子 9~18 克，川棟子 4.5 克。

【名方用法】水煎服。

【名方详解】方中生地黄滋阴养血、补益肝肾；当归、枸杞子养血滋阴柔肝；北沙参、麦冬滋养肺胃，养阴生津；川棟子疏肝泄热，理气止痛。上述药物配伍使用，可养肝疏肝，滋补肾阴，从根本上缓解肝肾阴虚引起的糖尿病、高血压等症。

【名方禁忌】有停痰积饮而舌苔白腻、脉沉弦者，不宜服用。

半夏白术天麻汤

健脾祛湿，缓解糖尿病合并高血压

半夏白术天麻汤出自《医学心悟》，具有化痰熄风、健脾祛湿的功效，主治风痰上扰证之眩晕、头痛、胸闷、恶心呕吐，现代临床上常用于痰浊中阻型糖尿病合并高血压的治疗。

【名方组成】白术9克，甘草1.5克，半夏4.5克，天麻、茯苓、橘红各3克。

【名方用法】加生姜1片、大枣2枚，水煎服。

【名方详解】方中半夏燥湿化痰，降逆止呕；天麻平肝熄风，可缓解高血糖、高血压引起的头晕头痛；白术、茯苓健脾祛湿，杜绝生痰，从根本上防治痰浊中阻；橘红理气化痰；甘草益气和中，调和诸药；煎时加姜、枣调和脾胃，另外生姜还可制半夏之毒。全方风痰并治，标本兼顾，故能治风痰诸证。

【名方禁忌】阴虚阳亢、气血不足所致之眩晕，不宜使用。

白虎加人参汤

清热、益气、生津，适合上消多饮者

白虎加人参汤是在白虎汤的基础上加人参而配成，也是《伤寒论》中治外感表证的经典名方。白虎加人参汤与白虎汤相比，不仅有白虎汤的清热功效，还有益气生津的作用。糖尿病患者多阴虚热盛，而热盛可伤津耗气，使人出现心烦多梦、口渴咽干、多饮、疲乏无力等症状，此时在医生指导下，适当服用白虎加人参汤以缓解上述不适。

【名方组成】知母18克，石膏（碎，绵裹）30克，甘草（炙）6克，粳米9克，人参10克。

【名方用法】上述5味药，以水1斗，煮米熟汤成，去滓，温服1升，一日3次。

【名方详解】方中石膏大寒，清透火热；知母苦寒质润，清热滋阴；人参益气，与知母配伍，既能清热，又能益气生津；粳米、甘草益胃生津，与人参配伍，补脾效果更强，可使脾胃健运，促进消化。

【名方禁忌】立秋之后、正月、二月、三月不可服，血虚者不可服。

猪苓汤

养阴清热，适合糖尿病性腹泻

中医认为，肾主水，有调节人体水液代谢的作用。部分糖尿病患者因肾阴亏耗、肾气不足而不能摄水，水液进入大肠而造成腹泻。这种情况在治疗上宜养阴、清热、利水。中医临床上，《伤寒论》中所载的名方"猪苓汤"常用于糖尿病性腹泻，有上述情况者可在医生的指导下服用本方，以缓解不适。

【名方组成】猪苓（去皮）、茯苓、泽泻、阿胶、滑石（碎）各10克。

【名方用法】水煎服，阿胶分2次烊化。

【名方详解】方中猪苓具有淡渗利水的功效；泽泻、茯苓性味甘淡，具有健脾渗湿的功效，泽泻性寒兼可泄热；滑石性味甘寒，具有利水、清热的功效；阿胶滋阴润燥，可防诸药渗利而伤耗阴血。诸药合用，利水渗湿为主，清热养阴为辅，从而使邪热清除，阴津得养，病症自然痊愈。

【名方禁忌】内热盛、汗出多而渴者忌用。

柴胡疏肝散

理气解郁，适合肝郁气滞型糖尿病

研究发现，由于工作压力、情感问题、家庭负担等带来得焦虑情绪等，也有可能引发糖尿病，或使现有的糖尿病病症加重。另外，多数糖尿病患者可出现消化不良的症状，随便看起来是胃的问题，其实病机在肝，肝郁则影响到脾胃气机的升降，造成脾胃不和，从而影响到消化。对于这种情况，可选用《医学统旨》中的柴胡疏肝散进行调理。

【名方组成】甘草（炙）1.5克，陈皮（醋炒）、柴胡各6克，川芎、香附、枳壳（麸炒）、芍药各4.5克。

【名方用法】水煎，饭前服用。

【名方详解】方中柴胡疏肝解郁；香附理气疏肝而止痛，川芎活血行气以止痛，二药相互配伍，既能助柴胡疏肝解郁，又能增加行气活血、止痛的功效；陈皮、枳壳理气行滞，芍药、甘草养血柔肝，缓急止痛；甘草调和诸药。诸药合用，可疏肝行气、活血止痛。

【名方禁忌】本方芳香辛燥，易耗气伤阴，不宜久服。

注意！降糖中药与西药的联合用药禁忌

中药和西药在临床上的联合应用非常普遍，糖尿病患者应高度重视中西药物间的配伍禁忌。现将中药与西药抗生素间的配伍禁忌举例如下，仅供参考。

中药类型	药材列举	联合用药禁忌
含有机酸的中药	五味子、金银花、山茱萸、白芍、山楂、枳实、女贞子、乌梅、木瓜、陈皮等	◎ 忌与氨基糖苷类、大环内酯类抗生素配伍。这类中药经体内代谢后能使尿液酸性增强，减弱这些抗生素的抗菌效力 ◎ 忌与磺胺类药物及乙酰化物配伍。酸性环境使磺胺类药物的溶解度降低，致使磺胺类药在泌尿系统中析出，形成结晶，引起结晶尿、血尿、尿闭等
碱性较强的中药	瓦楞子、龙骨、牡蛎、海螵蛸和大黄苏打片、乌贝散等	◎ 与氨基糖苷类抗生素配伍，会使氨基糖苷类抗生素吸收增加，血药浓度上升，作用增强，而毒性副作用同时增加，长期配伍应用应注意剂量调整和监测 ◎ 忌与四环素类、呋喃妥、青霉素类、头孢菌素类等配伍使用。碱性环境可影响这些药物的吸收，使其效用降低
含丰富鞣质的中药	五倍子、诃子、石榴皮、地榆等	◎ 与四环素类、林可霉素等药物配伍易生成鞣酸盐沉淀物，使药物失去疗效。 ◎ 鞣质对肝脏具有一定毒性，与红霉素、四环素、利福平、异烟肼等肝毒性药物配伍用，会加重肝脏的损害
含金属离子的中药	石膏、珍珠母、龙骨、牡蛎、滑石、明矾、代赭石、磁石等贝壳矿物类中药	忌与四环素类、大环内酯类药物配伍使用，以免药效降低或消失

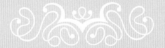

第七章

合理运动，改善血糖

糖尿病患者坚持适度运动好处多多，

不仅能增强体质，改善脂质代谢，控制体重，

还能提高心肺功能，

增强胰岛素的敏感性，

帮助控制血糖。

所以，从现在开始，

迈开腿，动起来！

糖尿病人运动注意事项

注意事项 1: 做好运动前的准备

◎ 选择穿着感觉舒适、防滑的鞋袜，以保护足部不受外伤和扭伤。

◎ 运动场地要平整，运动环境要保证安全。运动时最好有人陪伴，自己和同行的人都需要了解相关的紧急应对方法。

◎ 天气不好、身体不适时要停止运动。

◎ 运动之前要补充一定数量的水分。

◎ 户外运动时随身携带饼干、糖果、巧克力等食物和急救卡片等物品。这些物品主要用于缓解突发的低血糖反应，以及在陷入昏迷后能及时得到救治。

注意事项 2: 运动前可适当加餐

在运动过程中会消耗大量的能量，容易出现低血糖反应。建议以下情况的糖尿病患者在运动前适当加餐：

◎ 血糖轻、中度升高，体质消瘦或低于标准体重。

◎ 有低血糖倾向或曾经在运动中出现过低血糖反应。

◎ 临时增加运动量。

最好选择在加餐 30~60 分钟后锻炼，这样做既有利于消化、强身健体，同时还能防止血糖过高。

注意，服用降糖药后禁止运动，如果有特殊情况必须运动时，应适量加餐。

注意事项 3: 控制好运动的度和量

糖尿病一般人群建议每星期运动 3~5 次，运动的量以运动后略微出汗，但整体感觉较为舒适，没有饥饿、心慌、出冷汗、头晕及四肢无力等症状为度。

血糖控制较差或并发症较为严重的糖尿病患者，运动时因机体要消耗葡萄糖提供能量，可能会造成血糖波动较大而出现不适症状，因而这两类糖尿病患者需要根据自身的情况，遵医嘱进行运动。运动中一旦有不适感，应及时就医。

注意事项 4: 长期坚持运动

和正常人一样，糖尿病患者的锻炼也应该遵循一定的程序，按部就班，有规律、有节制地进行锻炼，长期坚持，才能取得稳健、良好的治疗效果。长期不运动，偶尔又高强度运动的"突击"式锻炼法，就像饮食中最忌讳的饥一餐、饱一顿那样对身体有害无益，患有神经病变或者心血管调节功能障碍的糖尿病患者，可能会出现头晕、眼前发黑甚至昏厥等低血压症状。

运动时发生低血糖的自救措施

运动时会大量消耗体内的葡萄糖。血糖控制较差的糖尿病患者，容易出现低血糖反应，表现为饥饿感、心慌、出冷汗、头晕乏力、四肢颤抖等症状，严重时可能会陷入昏迷。因此，糖尿病患者要学会应对运动性低血糖的自救方法，以免施救不及时，危害自身生命安全。

运动时若出现低血糖，可以按下列步骤进行自救：

1. 出现低血糖反应后，要立即停止运动，迅速吃一些随身携带的食物，如糖果、饼干、巧克力、高热量饮料、蜂蜜、果酱等，一般在食用后休息 10 分钟，即可缓解低血糖症状。注意，低热量饮料和甜味剂食品不能快速缓解低血糖症状。

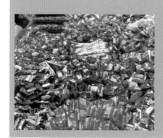 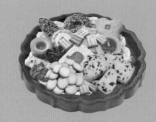 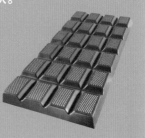

2. 如经上述处理后还未缓解，或低血糖反应较严重的糖尿病患者，要继续增加摄入的碳水化合物的量，吃一些馒头、面包或水果，并通知家属、朋友或请其他人帮忙，将自己送到医院。为避免神志不清或昏迷时无法自救，建议糖尿病患者随身携带疾病卡并写明如下措施：对神志不清但仍有吞咽能力者，可将白糖或葡萄糖放入口颊和牙齿之间，待其溶化后咽下；对已经昏迷者，禁止喂食，立即送到医院抢救。

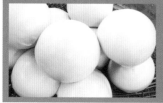 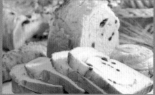 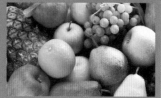

3. 有条件的糖尿病患者可以随身携带医生为自己准备的胰高血糖素针剂，并标明注射方法，出现低血糖时，清醒的糖尿病患者可以自己注射，昏迷时其他人可以根据注射方法进行注射。

适合糖尿病患者的运动[1]

● 散步，消耗热量、减轻体重

身体动得少，热量消耗也就少，脂肪也就越堆越多，容易使人肥胖，还会增加患糖尿病和高血压的风险。而每天坚持散步，可以消耗热量，还能增强脏腑功能，提高胰岛素抵抗，对血糖控制有益。

糖尿病患者可选在空气清新、环境幽静的花园、公园、林荫道上散步。散步就是随便走走，没有什么约束，随心所欲，让心情放松。糖尿病患者可根据自身情况，选择散步的速度及散步时间。一般，慢速为每分钟行 40~70 米，中速为每分钟行 70~90 米，快速则为每分钟 90~100 米。散步的时长和距离也应循序渐进。建议从慢速步行开始，逐渐增加步行速度和时间。

根据散步的速度可以大致估算出消耗的热量。一般在慢速散步时，每分钟消耗 53 千卡热量，在不增加进食总量的情况下，如果每天散步 1 小时，坚持 3 周，就可以减轻体重 0.5 千克。

● 慢跑，提高基础代谢率

慢跑时，规律和不间断的摆臂、跑动以及呼吸动作，都能增强胰岛功能，而且有助于将糖转移到肌肉中进行储存，减少血液中葡萄糖的含量，并提高胰岛素敏感性。长期坚持慢跑，还能有效燃烧脂肪，帮助控制体重。

注意，慢跑是一种中等强度的锻炼方法，其运动强度大于散步，适合有一定运动基础、身体素质较好的中青年糖尿病患者。建议吃完早晚后 30 分钟，到空气清新的公园或林荫道上进行慢跑。慢跑前可先快走、小步跑，让双腿、膝盖已经适应跑步动作，再逐渐提高速度。糖尿病患者正式第一次慢跑时，时间不宜过长，20~30 分钟就够了，以后可每周增加 5~10 分钟，最多控制在 1 小时内。

另外，缺乏锻炼基础的糖尿病患者，则宜先进行散步，坚持一段时间后再过渡到间歇走跑交替，待机体适应后，再进行慢跑运动。

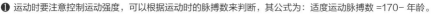

[1] 运动时要注意控制运动强度，可以根据运动时的脉搏数来判断，其公式为：适度运动脉搏数 =170- 年龄。

● 踢毽子，全身都能得到锻炼

踢毽子是一项简便易行、运动量不大，又能使全身得到活动的体育运动项目，十分适合糖尿病患者。但踢毽子时，糖尿病患者需要注意以下事项：

◎ 控制好时间，刚开始时可锻炼5~10分钟，在1~2个月内将运动时间延长到20~30分钟。每次锻炼结束时，再做5~10分钟的恢复运动，不要突然停止运动。

◎ 不要在不平的地面踢毽子，以免重心不稳，发生摔伤和腰扭伤。

◎ 老年糖尿病患者踢毽子应先热热身，从不激烈的动作开始，如散步、踢腿、快走等，然后再过渡到起跳、挪转等踢毽子的动作，以防止出现心悸、气促。

◎ 踢毽子时，如果出现身体不适，应立即停止运动。

◎ 踢毽子时要放松心态，不要一味地追求速度。

◎ 有严重并发症的糖尿病患者则不宜进行此项运动。

● 游泳，改善胰岛素抵抗

游泳作为一项有氧运动，是一种全身性的锻炼。经常游泳，可改善全身血液循环，还能消耗体内储存的糖原和脂肪，对体重控制、血糖控制、防治糖尿病都有很大的助益作用。不过，糖尿病患者游泳也有"讲究"：

宜： 在血糖得到较好控制的情况下，才能参加有用锻炼。

宜： 夏天水温比气温低，糖尿病患者入水前要做好准备活动，以避免冷水刺激引起心脑血管疾病或发生手脚抽搐。

宜： 游泳的时间最好安排在餐后半小时或一小时。

宜： 游泳时最好有人陪伴，还应随身携带糖尿病卡及糖块、饼干等，以备出现低血糖或其他紧急情况时能及时得到救治。

宜： 根据个人身体状况，适时调整游泳的时间。

忌： 空腹及睡前不宜游泳，以免出现低血糖症状。

忌： 刚吃完饭不要立即游泳，游泳时的动作、水压的作用等，都有可能引起呕吐或肠胃痉挛。

忌： 在胰岛素活动的峰值期，如刚打完胰岛素，或者是刚服完降糖药物，不要立即游泳，以免引起低血糖。

忌： 皮肤损伤、溃烂的糖尿病患者不宜游泳，以免引起感染。

忌： 重度糖尿病患者，以及有严重并发症的糖尿病患者不宜游泳。

● 太极拳，增强免疫力

太极拳具有轻松柔和、均匀连贯、圆活自然的特点，是一种中等强度的运动。坚持长期练拳，不仅能增强心肺耐心及下肢肌力，还能减轻体重，调养中枢神经系统和心血管系统，对血糖控制、预防和缓解糖尿病并发症都有助益。注意，在打太极拳时，是否减少用药或停药，须遵医嘱。太极拳门派众多，招式各不相同，但最简单的招式往往是最有用的，这里介绍一套简化太极拳的打法。

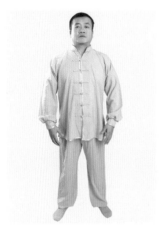

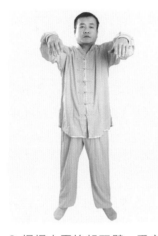

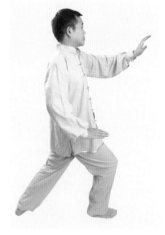

温馨提示

打太极拳要以慢动作为主，以节省体力，帮助调和呼吸和意识引导。同时，还要身体放松，心要静，心无旁念，呼吸、意识也要尽量与每个动作相互呼应，这样才能有效发挥太极拳的作用。

1. 身体自然直立，双脚分开与肩同宽，手臂下垂，双眼平视前方。

2. 慢慢水平抬起双臂，手心朝下。

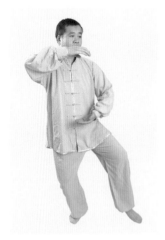

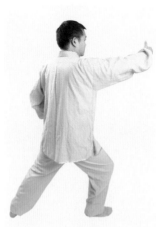

3. 稍稍转动身体朝一侧，脚步不动，同侧手臂微弯，呈怀抱式向里。

4. 手心朝上，缓慢打开，同侧脚尖点地，顺势转动身体。可以同法左右各转一次，为一组。

5. 身体稍转，半弓身形，呈后坐式朝一侧转动；此时左手心向下平弯在胸前，右手向左划动，手心向上与左手相抱。右脚则前跟一小步，将身体重心放于右腿上，身体转向右方。如此左右各做一次，为一组。

● 八段锦，促进经络气血运行

八段锦是中国传统养生导引功法之一，其动作简单、柔和，动作的屈伸俯仰配以呼吸，可使人全身筋脉得以牵拉舒展、五脏六腑得以按摩，从而起到调理机体阴阳平衡、促进经络气血运行、提高脏腑功能等作用。糖尿病患者经常练习八段锦，有助于提高胰岛功能，增强胰岛素抵抗。

第一式：双手托天理三焦

动作：自然站立，两足分开与肩同宽，含胸收腹，腰脊放松。眼看前方，双手自体侧缓缓举至头顶，十指交叉，然后翻转掌心向上，如托物上举，同时足跟顺势跷起。接着两手分开，两臂内收还原。反复进行。

呼吸：双臂上举时吸气，下垂时呼气。

第二式：左右开弓似射雕

动作：左脚向左侧横开一步，身体下蹲呈骑马状，上身挺直，双手交叉，同时左臂曲肘，从胸前握拳，如拉弓弦向右，右手中指和食指竖起，余三指环扣，从左臂内作推弓势向右，右臂随之伸直，头亦右转，目视指尖。左右互换，反复进行。

呼吸：推弓拉弦时吸气，左右换式时呼气。

第三式：调理脾胃举单手

动作：右手缓缓上举至头顶，翻转掌心向上，并向右外方用力托举，同时左手做按物姿势，指尖向前。左右互换，反复进行。

呼吸：上托下按时吸气，互换时呼气。

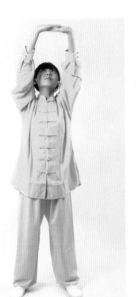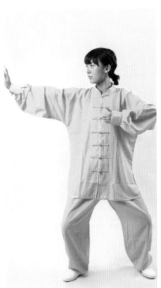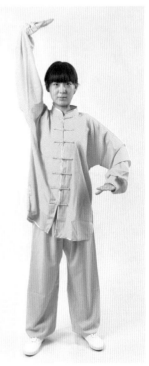

第四式：五劳七伤往后瞧

动作：自然站立，双脚分开与肩同宽，双手自然下垂，头部微微向左转动，两眼目视左后方，稍微停顿后缓缓转正，再缓缓转向右侧，目视右后方，稍微停顿，再缓缓转正。

第五式：摇头摆尾去心火

动作：双膝下蹲，呈骑马步，两手反按大腿上方，上身缓缓前俯，然后向左、向后，再向右、向前，缓缓作圆环转动，上身由俯而仰，再由仰而俯。转动数圈后，再反方向进行，动作相同。

呼吸：由俯而仰时吸气，由仰而俯时呼气。

第六式：两手攀足固肾腰

动作：站立，两腿绷直，以腰为轴，身体向前俯，双手顺势攀在足背上，稍微停顿，然后还原，再反复进行以上动作。

呼吸：前俯时呼气，还原时吸气，停顿时自然呼吸。

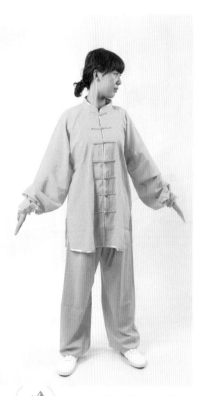
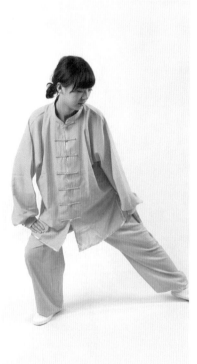
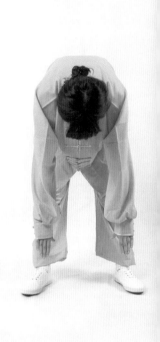

第七式：攒拳怒目增气力

动作： 双腿横开，比肩稍宽，双腿弯曲呈骑马步，双手握拳放在腰间，右拳向前方出击，顺势头稍向右转，两眼通过右拳凝视远方，左拳同时后拉。随后收回右拳，击出左拳。反复 10 次左右。

呼吸： 击拳呼气，收拳吸气。

第八式：背后七颠百病消

动作： 自然站立，双腿并拢，双手自然下垂，手指并拢，顺势将双腿脚后跟提起，依然保持站立姿势，头用力上顶，停顿数秒，然后将双腿足跟下落着地。反复练习 7 次。

呼吸： 提足跟时吸气，顿地时呼气。

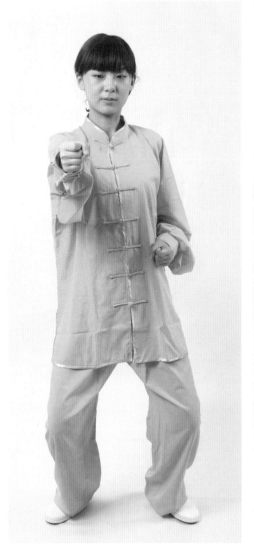
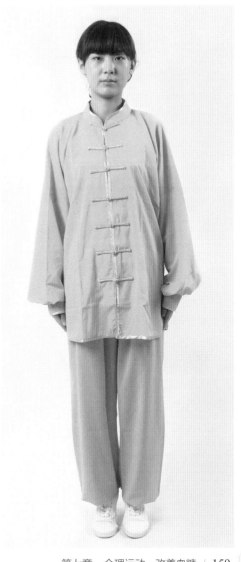

● 降糖操，有效降低血糖

美国"网络医学博士"网站向糖尿病患者推荐一套简单易行的降糖操。长期坚持、有规律地做降糖操，能增强糖尿病患者的体质，改善血糖和血脂代谢，降低血糖，稳定病情。

双臂屈伸

双手各握一个哑铃，自然下垂，然后双臂上提，肱二头肌用力，前臂旋转让手掌面向肩膀。坚持 5 秒后放下手臂回到原位，放松过程尽量不用力。

肩臂推举

站立和坐姿时都可进行这个练习。双手各握一个哑铃，举起直到和耳朵平齐，肘部弯成 90 度，然后向上推举哑铃，直到双臂完全伸展，再缓慢下降到起始动作。重复进行。

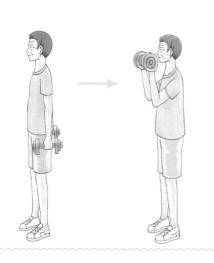

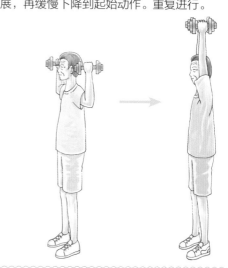

颈后屈伸

双脚一只略前一只略后站立，双手握住同一个哑铃的手柄，缓慢抬起哑铃过头部，然后伸直胳膊让哑铃另一端朝向天花板，缓慢弯曲双肘，让哑铃下降到脑后部，保持上臂不动，并与地面垂直，肩胛骨向下压，保持 20 秒。

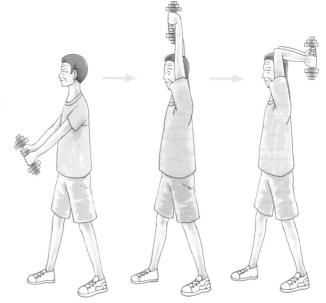

胸部推举

平躺后膝盖弯曲，脚掌平贴地面。双手各握一个哑铃，与胸部平齐，向上推举直到肘部伸直却不僵硬，保持该姿势一会，然后缓慢下降到胸部位置，再重复动作。

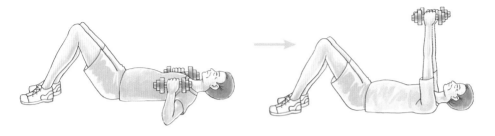

坐式划船

坐在地板上，双脚并拢，膝盖弯曲，双手各抓住阻力带一端（阻力带需缠绕在固定物体上），胳膊朝前伸直，两手心相向，后背挺直，然后拉动阻力带朝自己方向移动，保持肘部与身体靠近，然后再慢慢伸直胳膊。

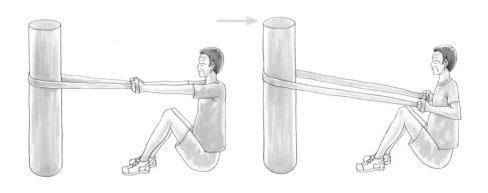

仰卧起坐

躺下，屈膝，双脚掌贴地面，双手放在脑后，肩胛骨收缩聚拢，肘部向后弯。运动过程中，收紧腹部肌肉，弯曲肩膀，提升上背部离地，然后再缓慢恢复平躺姿势，下背部向地面施加压力。

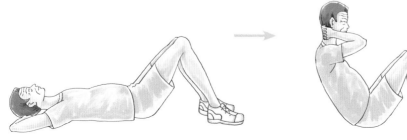
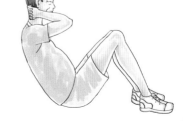

俯撑蹬腿

面朝地面趴下，双肘垂直地面支撑上身，脚趾弯曲支撑脚部垂直于地面，然后收紧腹部和大腿肌肉向上提升离地，保持身体与地面平行，坚持 1 分钟再缓慢放下。

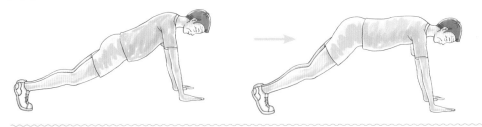

腿筋屈伸

手扶椅背，右脚跟后抬至臀部，右腿略弯。然后放下，重复 8 至 12 次，左腿重复相同动作。

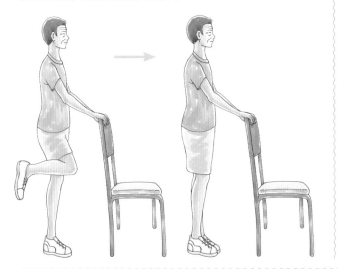

屈膝蹲坐

双脚分开站立，与肩宽一致，屈膝，背靠在健身球上或仿佛自己坐在一把椅子上，大腿与地面平行，膝盖不要前倾超过脚趾，然后身体略前倾保持 1 分钟。

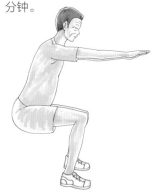

弓步向前

站立，双脚分开同肩宽，右脚向后迈一步，屈双膝，膝盖不要碰地面，左大腿基本与地面平行，左脚跟用力，保持 30 秒后换对侧腿练习。

每项练习中，动作重复10~15次，休息2分钟后进行第2次重复练习。借助哑铃、弹力绳或阻力带可以让运动更专心、规范。

如果每天能很轻松地做 2~3 套力量练习，可以使用更重的哑铃，或加大阻力带的阻力。如果在运动时感觉身体不适，应立即停止该项运动，并咨询健身教练或医生。

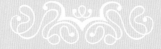

第八章

因人而异、对症调养、积极防治

血糖控制要因人而异、对症调养。

虽然都是被糖尿病所困扰，

但不同人群、不同并发症的调养方式各不相同，

所以需要根据年龄、体重情况、病情严重程度等综合考虑，

合理调整调养方案，

积极防治，

提高机体免疫力，

逐步让身体恢复正常。

儿童糖尿病

因为肥胖，使越来越多的儿童和青少年被糖尿病给盯上。大部分儿童糖尿病为 1 型，起病急，并有典型的三多一少症状。对于儿童糖尿病，家长"任重道远"，需要帮助孩子控制体重，培养孩子良好的生活、饮食习惯。如果孩子确诊为糖尿病后，家长还需要给予孩子鼓励，和孩子一起共渡"难关"。

● 居家调养原则

鼓励、陪伴孩子做适量的运动

缺乏运动，不利于糖尿病儿童的健康成长。家长应在确保安全的前提下，多鼓励，多陪伴孩子锻炼身体，提高孩子身体素质。适量运动不仅能增强体魄，培养儿童积极向上、乐观、自信的心态，还有利于控制病情、降低血糖。但要注意控制运动量，量力而行，运动时最好有家长陪同，以免运动过量，发生低血糖。

对孩子进行心理护理及健康教育

儿童自控能力较差，所以在治疗时需要亲人的呵护和鼓励。家长应耐心介绍疾病的有关知识，鼓励儿童树立信心，增强孩子的心理承受力，让孩子坚持治疗。同时，家长应告诉孩子严格遵守饮食控制、锻炼身体及保护自身安全的重要性。

谨防孩子发生感染

儿童糖尿病患者免疫功能弱，皮肤如果不慎破损，很容易发生严重感染。因此，家长平时应做好监督，让孩子保持个人卫生，勤剪指甲，避免孩子因缺乏自控力而将皮肤抓伤挠伤。如果发现有毛囊炎或皮肤受伤，应及时治疗。

2 型儿童糖尿病要做到早发现、早干预

儿童糖尿病多为 1 型糖尿病，也有部分儿童出现 2 型糖尿病。2 型儿童糖尿病的高危因素有以下几种：

◎ 过胖。

◎ 有糖尿病家族史。

◎ 有胰岛素抵抗性的病症（如黑色棘皮病，即孩子的颈部、腋窝、大腿根部皮肤有黑黑的色素沉着、角化过度、疣状增生）。

◎ 母亲在怀孕时有妊娠糖尿病。

◎ 母亲在怀孕时有导致胰岛素抵抗的疾病，如多囊卵巢综合征。

如果孩子出现以上高危因素中的一种或几种，就应定期带孩子去医院监测血糖、尿糖、血脂、血压等指标，以便早发现、早干预。

● 饮食调养原则

儿童正处在生长发育时期，机体代谢量大，因此在饮食控制方面可以适当放宽，以适应儿童生长发育时期的能量需要。

在热能估算方面可按照如下公式计算：

每天所需要摄入的总热量（千卡）=1000+ 年龄 ×（70~100）

一般年龄越小的儿童对热量的需求量越大，因此 3 岁以下的儿童用年龄乘以 95~100，4~6 岁乘以 85~90，7~10 岁乘以 80~85，10 岁以上乘以 70~80。

注意，一般要减少较胖儿童的热量供给，增加活动量大的儿童的热量摄入。

让孩子养成少食多餐、定时定量的习惯

尽可能让孩子少食多餐，定时定量，防止一次性进食过多导致血糖过高，加重胰岛负担。少食多餐也可防止一次性进食量不够时，出现的低血糖或酮症酸中毒。全天的饮食分配可按 1/5、2/5、2/5、1/3、1/3、1/3 和 1/7、2/7、2/7、2/7 的比例。实际实施时可根据儿童的膳食习惯、活动量、注射胰岛素时间等个体习惯并结合医生的意见做相应的调整。

督促孩子用餐时细嚼慢咽

细嚼慢咽，能让每餐摄入的各种食物充分混合，降低混合膳食的血糖指数，也有助于减轻儿童消化系统的负担，使消化系统能够更加充分地消化食物，吸收营养物质。

让孩子少吃油炸、烧烤、煎炸食物

家长尽可能地帮助孩子养成良好的饮食习惯，少吃油炸、烧烤、煎炸食物。油炸、烧烤、煎炸类食物在制作过程中会损失很多营养素，还会增加许多有害物质，不利于糖尿病儿童的生长发育和身体健康。另外，油炸、烧烤、煎炸食物热量高且不易消化，多吃容易长胖，还会引起儿童胃肠不适。

给孩子吃洋快餐的注意事项

小孩子大多嘴馋，无法抵挡"洋快餐"的诱惑。对于"洋快餐"，家长需要注意以下几点：

◎ 提高对"洋快餐"的认知，理性地对儿童阐述"洋快餐"的营养缺陷以及对人体健康可能造成的危害。

◎ 要控制食用频率，不要经常吃；最好选择小份和有蔬菜的品种。

◎ 不宜吃热量较高的薯条、苹果派等油炸食物。

◎ 尽量不选择可乐等高糖饮料，最好以牛奶、鲜果汁或蔬菜汤等有益健康的食品来代替。

◎ 禁止晚间食用"洋快餐"。

● 降糖食谱推荐

鱼片烧木耳

总能量	蛋白质	脂肪	糖类
约 333 千卡	28 克	23 克	3.4 克

原料：水发木耳 100 克，鲤鱼肉 240 克，植物油 5 克，盐 2 克，葱、姜各 5 克，料酒 10 克，胡椒粉、水淀粉、汤各适量。

做法：

1. 水发木耳洗净，撕成小块；姜切片，葱切碎；鱼肉切成薄片，装入盘内，用料酒、盐将鱼片腌渍片刻，取出，用水淀粉调匀待用。

2. 锅里加水烧开，放入鱼片煮熟，捞起沥干水分备用。

3. 锅里加油、黑木耳、料酒、汤，大火烧沸，用水淀粉勾芡，再将鱼片倒入锅内，翻炒几下，很快起锅装盘，撒上胡椒粉即成。

功效：黑木耳富含膳食纤维，鱼肉富含优质蛋白和多种矿物质，二者搭配，很适合儿童食用，有增强体质、促进生长发育、降低血糖血脂、润肠通便等多种功效。

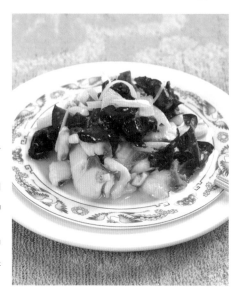

丝瓜炒肉片

总能量	蛋白质	脂肪	糖类
约 153 千卡	10 克	6 克	3.4 克

原料：猪瘦肉 50 克，丝瓜 100 克，盐 2 克，植物油 5 克，葱、姜各 5 克，水淀粉、料酒各适量。

做法：

1. 将猪肉洗净，切成 3.5 厘米长的片，加少许盐、水淀粉抓拌上浆；将丝瓜洗净、去皮，切成 4 厘米长的片。

2. 锅内放油，烧至六成热，放入肉片煸炒至变色时，再放入丝瓜片略炒片刻。

3. 然后放入料酒、盐，用水淀粉勾芡，翻拌均匀，即可食用。

功效：丝瓜是膳食纤维、维生素和矿物质的重要来源，猪瘦肉富含蛋白质、铁等营养素，二者搭配，营养互补，适合儿童糖尿病患者食用。

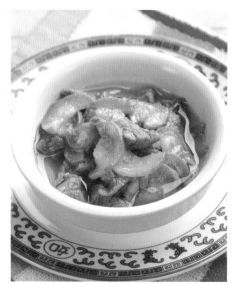

● 简易按摩法

神阙穴：益气养血，调和脾胃

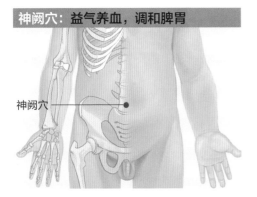

神阙穴

定位： 肚脐的正中央即为神阙穴。

按摩方法： 将双手搓热，双手左下右上叠放在肚脐上，顺时针按摩 100 下。

功效： 促进腹部气血循环，平衡阴阳，增进脏腑功能。

注意事项： 饭后 30 分钟内、空腹时不宜按摩这个穴位。

关元穴：让孩子元气满满、身体强健

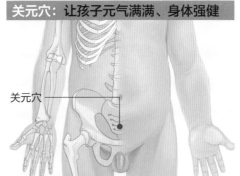

关元穴

定位： 在脐下 3 寸，腹中线上，仰卧取穴。

按摩方法： 按摩时，首先把食指按压在关元穴位上，再逆时针和顺时针方向各按摩 3~5 分钟。然后，随呼吸按压关元穴 3 分钟。

功效： 培补元气，强健身体，改善身体瘦弱、体虚乏力等糖尿病症状。

注意事项： 按摩时要注意力度，观察孩子的表现，以孩子能接受为度，切忌太过用力让孩子觉得不适。

肾俞穴：益肾气，强身体

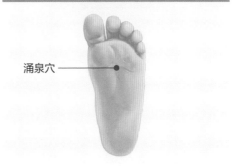

肾俞穴

定位： 位于腰部，在第 2 腰椎棘突下，旁开 1.5 寸。

按摩方法： 取卧位，露出腰部皮肤，食指置于腰部肾俞，顺时针、逆时针各按揉 40 下。

功效： 补肾气、增强体质，改善肾阴亏虚型糖尿病。

注意事项： 清晨起床后及临睡前按摩，以局部感到有温热感为佳。

涌泉穴：身体里的"水库"

涌泉穴

定位： 足底前部凹陷处，第二、三趾 趾缝纹头端与足跟连线的前 1/3 与后 2/3 交点上。

按摩方法： 先用右手拇指按摩左脚心的涌泉穴，再用左手拇指按摩右脚心的涌泉穴，按揉至发热。

功效： 滋肾阴、通经络，改善"消渴"之口渴多饮症状。

注意事项： 最好是睡前用温水洗脚后再按摩，如果早晚各按摩 1 次，效果更好。

妊娠糖尿病

妊娠糖尿病对孕妈妈和胎儿的健康都会产生不利影响，如增加妊娠高血压、妊娠心脏病的并发风险，流产风险升高，增加胎儿发育畸形或过度发育形成巨大儿等风险的概率。因此，"糖妈妈"在孕期一定要做好自我管理，改善糖尿病症状，保护好自己的健康，让宝宝健康出生。

● 居家调养原则

及时监测血糖

"糖妈妈"应有自我检验和自我调整的应急能力，学会在应急时适当增加胰岛素剂量，在病情好转时要及时减少胰岛素剂量。当出现头晕、恶心及心慌时，应能分辨是低血糖还是高血糖，用血糖仪及时检查血糖情况，便可对症治疗。

定期产检，加强护理

"糖妈妈"应严格遵医嘱，定期产检，并根据医生的要求做及时的自测与反馈，方便医生随时了解病情进展和胎儿的发育情况，为孕期安全保驾护航。同时，还应加强家庭监护，坚持每天数胎动；产前应比正常孕妇提前入院；产后仍要定期到医院检查血糖情况，特别是早晨的空腹血糖。

坚持适当、适量的运动

孕期坚持适当的运动不仅有益于母子的健康，而且有益于病情的控制。运动除了能消耗能量外，还有增强胰岛素与受体结合的作用。"糖妈妈"一般可在餐后1小时后做些较为舒缓、有节奏的运动，如散步、做舒展操等。运动持续的时间不宜过长，一般20~30分钟为宜。运动应注意循序渐进，不可猛然运动，如果感到疲劳、宫缩要马上休息或就诊。

"糖妈妈"如果合并有以下病症则不宜参加运动：心脏病、子宫闭锁不全、先兆流产、慢性高血压、子宫出血、双胎妊娠、胎儿宫内发育迟缓等。

遵医嘱用药

"糖妈妈"一定要遵医嘱用药，切忌自行服用降糖药物。血糖较高的"糖妈妈"，通过1~2周的控制饮食和适当运动治疗后，若血糖控制仍不达标，可在医生的建议下使用胰岛素治疗。注意，用胰岛素治疗时，血糖控制越理想越容易发生低血糖反应，因此，"糖妈妈"要做到定期监测血糖，及时告知医生准确情况并调整胰岛素剂量。

● 饮食调养原则

根据体重计算出所需热量

"糖妈妈"应该按照孕前体重和孕期体重的增加来计算并控制每日摄取的总热量，最重要的还是应该根据血糖监测值酌情调节饮食。

体重情况	每日热量需求
"糖妈妈"体重是理想体重的 80%~120%	25~35 千卡 / 千克
"糖妈妈"体重 < 理想体重的 80%	35~40 千卡 / 千克
"糖妈妈"体重 > 理想体重的 120%	<25 千卡 / 千克

注意：各营养素的分配为碳水化合物占总热量的 50%，脂肪占 20%，蛋白质占 30%。

保证优质蛋白质摄入

孕后期每日摄入 85~90 克的蛋白质，且保证其中的 1/3 以上为优质蛋白。瘦肉、鱼类、鸡蛋、牛奶等是优质蛋白质的良好来源，可根据自身情况，合理摄取食物。

适量摄入脂肪

"糖妈妈"每日脂肪摄入应控制在总能量的 30% 以下。同时，尽可能选择植物油脂，远离动物性油脂；坚果类食品如花生、瓜子、核桃仁、松子仁等，应酌量摄入，不要一下子吃得太多；少用煎炸的烹调方式，多选用蒸、煮、炖等烹调方式，以减少油脂的使用。

适量食用水果

"糖妈妈"如果血糖控制较好，可适当食用维生素、矿物质含量丰富，且热量、含糖量低的食物。同时，水果应在全天碳水化合物的总量范围内食用。

一天吃 5~6 餐

为维持血糖值平稳及避免酮症酸中毒的发生，餐次的分配非常重要。因为一次进食大量食物会造成血糖快速上升，且母体空腹太久时，容易产生酮体，所以建议少量多餐，将每天应摄取的食物分成 5~6 餐。

不要大吃、大补

很多"糖妈妈"的家属都认为"补身子"最重要，常常准备许多大补的食材和中药材督促"糖妈妈"进食，使"糖妈妈"的进食量大大增加，导致血糖长期处于较高水平，引起机体的代谢紊乱加重，对胎儿造成不良的影响。

> **温馨提示**
>
> 只要在妊娠期出现过糖尿病，即使产后恢复了正常血糖，随着年龄的增加，复发糖尿病的概率也要超过一般人。因此，"糖妈妈"产后也要注意保持合理饮食，不宜大吃大喝，以免不良的饮食习惯引起糖尿病复发。

● 降糖食谱推荐

素炒香菇油菜

总能量	蛋白质	脂肪	糖类
约135千卡	5克	5克	17克

原料：油菜250克，鲜香菇250克，植物油5克，盐、葱、鲜汤各适量。

做法：

1. 将油菜去老叶，洗净后切成段；香菇洗净、去杂质；葱洗净，切末。

2. 锅内放油烧至五成热时，加葱末爆香，下鲜香菇煸炒至变色，然后将油菜倒入锅中翻炒。

3. 待油菜变色，加入鲜汤，至八成热时放盐，再烧1分钟后，装盘即成。

功效：宽肠通便、解毒消肿、补钙，"糖妈妈"适量食用可增强体质、预防便秘。

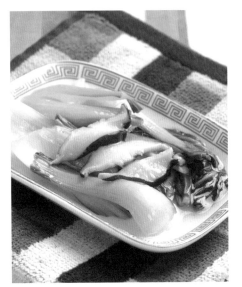

凉拌彩色时蔬

总能量	蛋白质	脂肪	糖类
约90千卡	2.5克	2.5克	8.5克

原料：嫩芹菜250克，香油5克，胡萝卜、青椒、花生米、盐各适量。

做法：

1. 将芹菜梗、叶分开后洗净，切3厘米长段，沥干水，入滚水中煮熟，捞出沥水装盘。

2. 胡萝卜、青椒分别洗净、切小丁；胡萝卜也用开水焯一下，捞出。

3. 在芹菜、胡萝卜、青椒中加盐、香油，拌匀即可。

功效：这道菜肴富含膳食纤维、维生素和矿物质等成分，可促进胃肠蠕动，加快糖类分解，还能预防便秘，适用于习惯性便秘、痔疮、大便干结、孕期贫血等症。

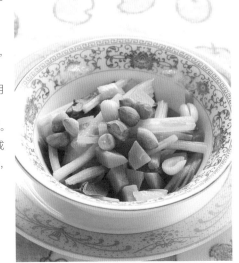

● 简易按摩法❶

肾俞穴：补肾气，强身体

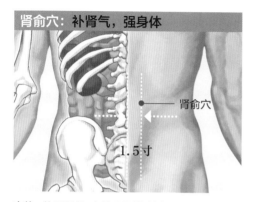

肾俞穴

1.5寸

定位： 位于腰部，在第2腰椎棘突下，旁开1.5寸。

按摩手法： 取卧位，露出腰部皮肤，食指置于腰部肾俞穴，顺时针、逆时针各按揉40下。

功效： 补肾气、强筋骨，帮助"糖妈妈"改善腰腿疼痛。

注意事项： 清晨起床后及临睡前按摩，以局部感到有温热感为佳。

按摩上肢：增强脏腑功能，缓解焦虑情绪

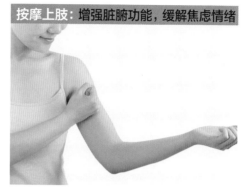

定位： 按摩部位以大肠经、心经为主。

按摩手法： 手法以直线做上下或来回擦法为主。

功效： 帮助"糖妈妈"改善心脏功能，放松心情，缓解紧张焦虑情绪，

注意事项： 还可在手三里、外关、内关等穴位上各按压、揉动3分钟，效果更佳。

按摩下肢：促进全身血液循环

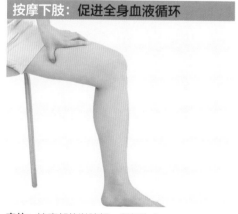

定位： 按摩部位以脾经、肾经为主。

按摩手法： 手法以直线做上下或来回擦法为主，双手从大腿内侧的根部往下推到脚腕部，再从足后跟部往上回推，每次5~10分钟，每分钟50~80次。

功效： 改善下肢肿胀、心肌供血、血糖血脂代谢，促进全身气血循环。

注意事项： 晚上睡觉前用温水洗脚后再进行按摩，效果更佳。

劳宫穴：安神和胃，降火降压

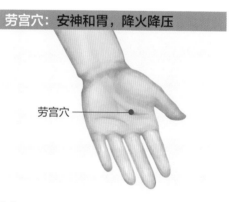

劳宫穴

定位： 位于手掌心，在第二、第三掌骨之间偏于第三掌骨，握拳屈指时中指尖处。

按摩手法： 按摩手法采用按压、揉擦等方法，左右手交叉进行，每穴各操作10分钟，每天2~3次，不受时间、地点限制。

功效： 祛除脾胃水湿之气，改善脾胃不和引起的失眠多梦、心烦气躁等不适。

注意事项： 按摩此穴也可借助小木棒、笔套等钝性的物体进行按摩；也可以双手握拳，用指尖按压穴位。

---

❶ 不可按摩昆仑穴、三阴交穴、肩井穴、缺盆穴，易导致流产。

糖尿病合并肾病

不少人谈"糖"色变，主要是由于糖尿病会引起一系列的并发症，其中就包括糖尿病肾病。

长期高血糖 → 脂质代谢紊乱 → 肾小球血管动脉硬化 → 肾脏微循环障碍

不及时控制，可出现显性蛋白尿、渐进性肾功能损害、高血压、水肿等，甚至发展成严重的肾功能衰竭 ← 肾脏缺血缺氧、内皮细胞受损

长期与过度的血糖增高是慢性肾病发生、发展的"推手"，而糖尿病合并肾病会显著增加发生心脑血管事件的风险。因此，对于糖尿病合并肾病的防治，最重要的是早发现、早诊断和早治疗。

● 居家调养原则

◎ **定期检查：** 糖尿病合并肾病早期可出现周身浮肿、四肢发麻肿胀、腰痛等症状，也有的人症状不明显，因而糖尿病患者应做好血糖监测，定期检查肾功能，一旦发现问题要及时治疗。

◎ **严格控制血糖与血压：** 高血糖、高血压会加重糖尿病肾脏病变的发展。严格控制血压，尽量使血压控制在130/80毫米汞柱以下。

◎ **禁止吸烟：** 吸烟是加重糖尿病肾病的重要因素。

◎ **加强锻炼：** 患者应坚持合理的运动锻炼，增强抵抗力，防止感冒。运动也可加强肾脏血液流通，有助于损失修复，防止肾小球硬化。

◎ **注意卫生，预防感染：** 要注意预防感冒、口腔、泌尿系统感染。室内要定期消毒，经常开窗换气，保持空气新鲜，温、湿度适宜，避免与感染性疾病患者接触。注意皮肤护理，保持皮肤清洁，避免皮肤受损。

◎ **谨慎选择药物：** 糖尿病患者不仅要重视降糖，也要注意药物的安全性，应严格遵医嘱用药，切忌自行服用药物，尤其是一些号称能治疗"肾衰"的"中草药"或"家传秘方"，以免加重肾脏负担，加剧肾病恶化。

注：1毫米汞柱 ≈ 0.13 千帕。

● 饮食调养原则

严格控制总热量的摄入

原则上一般日常基准体重消耗量为 25~30 千卡 / 千克，糖尿病合并肾病患者需根据自身情况进行调整。同时，三大营养素在总热量中的占比，也要进行合理分配。

三大营养素分配限制	
营养素	**分配限制**
碳水化合物	不应大于总热量的 70%
蛋白质	建议控制在每天每千克体重 0.6~0.8 克
脂肪	摄入量控制在总热量的 25%~30% 以内；植物油日摄入量也应控制在 25 克以下

限制食盐和高钾食物的摄入

为了保护肾脏，减轻其工作负荷，糖尿病患者的菜肴应尽可能味淡一些，糖尿病合并肾病者食盐的摄入量每日要在 2 克左右。同时，糖尿病合并肾病患者极易出现酸中毒和高钾血症，一旦出现，将诱发心律紊乱和肝昏迷，因此应节制含钾饮料、含钾蔬菜和水果的摄入。

注意水分摄入

如果没有尿少、水肿的情况不需控制饮水，保持每日饮水量和尿量在 1500~2000 毫升，以利于代谢废物的排出。发生水肿的患者，饮水量应根据尿量与水肿程度而定。正常情况下，如水肿较明显时，每日摄入水分为 600~800 毫升。但尿路感染之后，需增加饮水量。

保证摄入优质蛋白质

蛋白质以易消化的鱼类、瘦肉为佳，注意限制主食中植物蛋白的摄入，因为主食中的植物蛋白生物价较低，摄入过多会导致蛋白质的吸收利用率下降，同时会使蛋白质摄入超标。

摄入充足维生素、矿物质元素

摄入充足的 B 族维生素、维生素 C 和锌、钙、铁等，可对肾脏起保护作用。其中，维生素 E 可用至每日 11 国际单位，维生素 C 每日 0.3 克（具体用量应遵医嘱）。

● 降糖食谱推荐

海带莲藕炖排骨

总能量	蛋白质	脂肪	糖类
约 405 千卡	45 克	30 克	—

原料：排骨 200 克，植物油 5 克，藕、海带丝、姜片、葱段、料酒、盐各适量。

做法：

1. 排骨剁成小块，洗净后冷水下锅，煮出血水后捞出冲净，沥干水分；藕削去外皮，切片；海带丝洗净。

2. 将排骨、姜片放入锅中，加入适量清水、料酒，大火煮开后放入葱段、莲藕、海带丝，用中火炖至藕熟、排骨离骨，去掉葱段，加入盐调味即可。

功效：健脾、利水、祛湿，可改善脾胃虚弱、身体肿胀等不适。

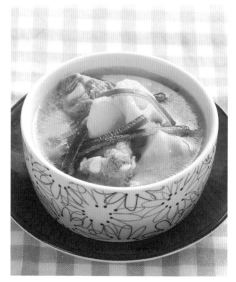

小白菜木耳鸡蛋汤

总能量	蛋白质	脂肪	糖类
约 54 千卡	2.8 克	0.3 克	12.5 克

原料：小白菜 150 克，鸡蛋 1 个，水发木耳 20 克，胡椒粉、盐各适量。

做法：

1. 小白菜用清水洗净，沥干水分后切成丝；水发木耳洗净，切成细丝；鸡蛋磕入碗内搅匀。

2. 锅内加适量水煮开，加入盐、胡椒粉、小白菜丝、木耳丝烧开，淋入鸡蛋液搅散，起锅盛入汤碗内即可。

功效：助消化、祛水湿，可改善糖尿病合并肾病引起的水肿症状。

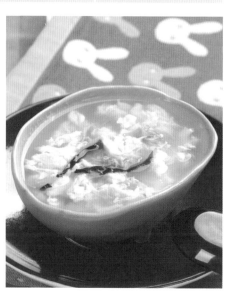

● 简易按摩法

涌泉穴：人体强肾第一要穴

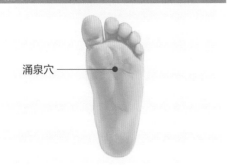

涌泉穴

定位： 位于足底部，卷足时足前部凹陷处，约在足底第二、第三趾趾缝纹头端与足跟连线的前 1/3 与后 2/3 交点上。

按摩方法： 用右手大拇指按摩左足心，左手大拇指按摩右足心，两侧交替进行，各按摩 80 次，按摩到足心发热为止。

功效： 促进肾经血液循环，强健肾脏。

注意事项： 按摩时不必拘泥于方法，每次 5 分钟左右便可；足部皮肤破损者不宜按摩。

肾俞穴：慢性肾病的"特效药"

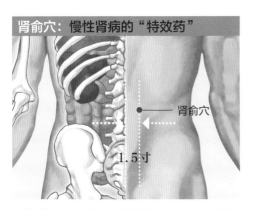

肾俞穴

1.5 寸

定位： 位于腰部，第 2 腰椎棘突下，旁开 1.5 寸处。

按摩手法： 用食指按揉肾俞穴，每次 10~15 分钟。两侧交替进行。

功效： 帮助糖尿病合并肾病患者改善水肿、腰痛等问题。

注意事项： 肾俞穴在后背，可双手叉腰自己按摩，也可以请家人帮忙按摩。

关元穴：肾虚最好的"补药"

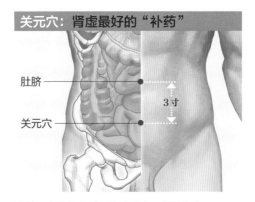

肚脐

关元穴

3寸

定位： 在脐下 3 寸，腹中线上，仰卧取穴。

按摩方法： 按摩时，首先把食指按压在关元穴位上，再逆时针和顺时针方向各按摩 3~5 分钟。然后，随呼吸按压关元穴 3 分钟。

功效： 补肾气、益虚损、强身体。

注意事项： 不宜用冷冰冰的手刺激腹部皮肤，宜先将手搓热后再按摩关元穴；平时要注意腹部的保暖。

太溪穴：补肾气，消咽火

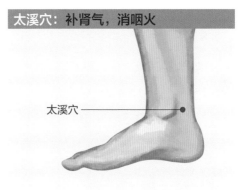

太溪穴

定位： 足内侧，内踝后方，在内踝尖与跟腱之间的凹陷处。

按摩手法： 用食指按压，先顺时针按压，再逆时针按压。

功效： 滋阴降火、培元补肾，防治肾炎、肾绞痛、痛风等。

注意事项： 按摩时速度不宜太快，感觉皮肤微微发热即可；糖尿病患者若足部有损伤或病变，则不宜此穴。

糖尿病合并高血压

高血压是糖尿病常见的并发症之一，它们俩就像一根藤上结出的两个苦瓜，难兄难弟不分家，相互影响，而且共同对心、肾、眼、脑等重要器官造成损伤。

糖尿病 → 胰岛素抵抗、糖代谢紊乱等可加速动脉和全身小动脉硬化，使外周阻力增加
血糖持续过高，可使血容量增加，肾脏超负荷而水钠潴留 → **高血压**
← 加重高血糖对身体造成的损害，包括对大血管、微血管及肾脏的影响

因此，糖尿病患者平时不仅要通过饮食、运动和药物控制血糖，也要限制食盐的摄入量，合理地控制血压。

● 居家调养原则

◎ **加强血压监测**：建议加重自备血压检测仪，每天定时测量血压，尤其是肾脏发生病变后，控制血压更为重要，其重要性不亚于对血糖的控制。

◎ **及时采用降压药物治疗**：有研究表明，糖尿病患者合并高血压5年后，往往需要联合应用两种甚至三种降压药物才能有效控制血压，所以在早起发现高血压时，要及时干预。

◎ **早睡早起，保证充足的睡眠**：充足的睡眠对保持血压的平稳有一定的作用，睡眠质量不高的人如果入睡困难，可在睡前用热水泡脚或喝一杯热牛奶，以帮助入睡。

◎ **避免情绪波动**：控制情绪激动和精神紧张，保持健康的心理状态。看电视时间不要过长，不要看刺激的电视节目，可以避免血压升高、心率加快、血糖波动。

◎ **每天坚持体育锻炼**：运动应选择有氧代谢的运动，如慢跑、骑车、打网球、游泳、跳舞等，每次锻炼时间为30~45分钟，同时也要根据个人身体状况，及时调整运动的量和时间。用胰岛素或口服降糖药者最好每天定时定量运动。

◎ **注意个人卫生**：勤修剪手指甲、脚趾甲，不穿过紧的鞋和袜，勤观察足部皮肤，洗浴水温在40℃左右；女性要经常保持外阴清洁等。

● 饮食调养原则

糖尿病一旦合并高血压，就会增加发生心、脑、肾血管病变的危险性，因而饮食上更需要多加注意。

严格控制盐的摄入

普通人每天钠盐的摄入量应控制在6克以内，而糖尿病合并高血压患者则最高不应超过2克。

应戒烟、尽量不喝酒

烟草中的尼古丁等有害物质，可促进血管收缩，减少心脏的氧气供应，还可造成血管内皮损伤，影响血压稳定，因而糖尿病合并高血压患者应远离香烟。

糖尿病合并高血压患者尽量不要喝酒。如果实在推脱不了，只能少量，每天不超过1瓶啤酒或50克白酒。禁用浓茶、浓咖啡、烈性酒类及刺激性食物。

合理安排饮食

糖尿病合并高血压患者每日总热量的摄入与消耗要平衡，应在营养师的指导下，根据病情、年龄和体力活动等实际情况，确定适合的能量及各类食物量，使摄入和消耗的热量达到平衡。同时，要少吃多餐，将每日总热量分配成4~6餐，并且定时定量，每次只吃八分饱，这样可保证餐后血糖不会升高得太快。

每日饮食营养分配参考		
营养素	摄入量	食物来源
碳水化合物	占总热量的 50%~60%	谷薯类食物
蛋白质	占总热量的 12%~18%，其中一半应为优质蛋白	瘦肉、鱼、奶、蛋等可提供优质蛋白质
脂肪	占总热量的 20% 左右，每天烹调用油不超过 25 克	尽量选择橄榄油、山茶油等油脂

多吃蔬菜，补充膳食纤维、维生素和矿物质

糖尿病合并高血压患者每天蔬菜的摄入量不少于500克。多吃富含维生素C的新鲜蔬菜，保证摄入一定量的高钾低钠及高膳食纤维的食物。

● 降糖食谱推荐

白菜海带丝沙拉

总能量	蛋白质	脂肪	糖类
约60千卡	2克	2.2克	9.1克

原料：白菜 100 克，海带 25 克，盐 0.5 克，香油 2 克，蒜、葱、醋各适量。

做法：

1. 白菜洗净切丝；葱、蒜切末。

2. 海带泡开后洗净切丝，放在开水中焯一下，捞出沥干水分。

3. 白菜丝、海带丝与蒜末、香油、醋、盐一起放入碗中拌匀，最后撒上葱末即可。

功效：利尿消肿、降糖降压、清肠排毒、降脂减肥，适合糖尿病、高血压、高脂血症人群。

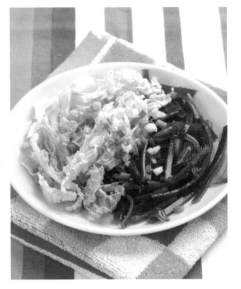

香菇小白菜

总能量	蛋白质	脂肪	糖类
约70.9千卡	2.4克	5.4克	4.9克

原料：小白菜 100 克，鲜香菇 50 克，盐 2~3 克，植物油 5 克，葱、清汤、淀粉各适量。

做法：

1. 小白菜洗净，在沸水中焯 1 分钟，马上捞出，沥干水；葱切末；鲜香菇洗净，切薄片；淀粉用适量冷水调匀。

2. 炒锅置中火上，放植物油，烧至六成热，加葱花、香菇片炒 3 分钟，铲出。

3. 锅内放清汤，加盐、调好的水淀粉，边煮边搅，直到汤变稀稠透明。把焯过的小白菜放入，煮 2 分钟，出锅装盘，再将炒好的香菇倒在上面即成。

功效：这道菜肴含钙丰富，而钙可调节胰岛素分泌，对稳定血压也有益。

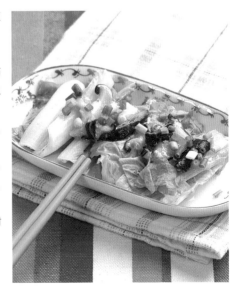

● 简易按摩法

内关穴：血管通畅气色好

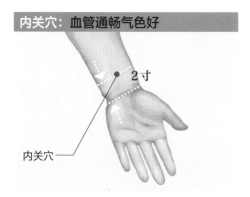

2寸

内关穴

定位： 内关穴在手腕第一横纹正中直上 2 寸处。

按摩手法： 先以右手握住左手腕，以拇指指尖对准内关穴，微用力揉压，有酸胀感，然后左手换右手，用同样的方法按摩。每次连续按摩 3 分钟，早晚各进行 1 次。

功效： 改善高血压引起的心悸、胸口痛等问题。

注意事项： 按摩内关穴时最好使酸、麻、胀的感觉下蹿到中指，上窜到肘部。

涌泉穴：调和阴阳，稳定血压

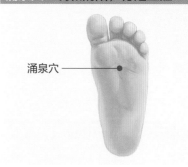

涌泉穴

定位： 足底前部凹陷处，第二、三趾趾缝纹头端与足跟连线的前 1/3 与后 2/3 交点上。

按摩手法： 先用右手拇指按摩左脚心的涌泉穴，再用左手拇指按摩右脚心的涌泉穴，按揉至发热。

功效： 补肾滋阴，调和脏腑，平衡阴阳，稳定血压。

注意事项： 最好是睡前用温水洗脚后再按摩，如果早晚各按摩 1 次，效果更好；足部有损伤的患者不宜按摩。

足三里穴：人体天然的营养品

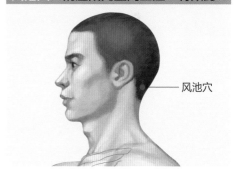

3寸

犊鼻穴

足三里穴

定位： 位于小腿前外侧，在犊鼻下 3 寸，距胫骨前缘一横指。

按摩手法： 用拇指对准左腿足三里穴，用力连续按压，有酸胀感。用同样的方法按摩右腿足三里穴。每次 3 分钟，早晚各 1 次。

功效： 可调理消化系统疾病以及高血压、高血脂、糖尿病、贫血等问题。

注意事项： 可以配合艾灸足三里穴，每日 1 次。艾灸时应注意保护皮肤不被灼伤。

风池穴：阴虚阳亢型高血压"特效药"

风池穴

定位： 颈后枕骨下大筋外侧凹陷处。

按摩手法： 用两手拇指按住风池穴，使之有较重的酸胀感，然后用指头揉动数十次。按揉约 2 分钟。

功效： 平肝息风、祛风明目，对糖尿病合并高血压引起的头晕目眩有缓解作用。

注意事项： 按摩风池穴时，可能会有疼痛感，此时可根据自己的耐受度调整力度，以自己能接受为度。

糖尿病合并脂肪肝

糖尿病合并脂肪肝是糖尿病常见并发症之一。糖尿病和脂肪肝宛如"亲兄弟"，它们拥有共同的"生存土壤"：除去遗传因素，吃得多、动得少、肥胖等是导致人体内环境代谢紊乱，从而引起糖尿病和脂肪肝的重要原因。糖尿病和脂肪肝还相互作用，相互影响，共同损害人体健康。

糖尿病合并脂肪肝的症状表现	
无明显症状	一部分人无明显症状，只是在做 B 超检查时才发现并发脂肪肝
不典型症状	可表现为食欲减退、恶心、腹胀、乏力，也可表现为口角炎、皮肤角化等维生素缺乏症，严重者可出现腹水、下肢水肿、低钠血症和低钾血症等
典型症状	有明显的口干、多饮、疲乏无力，常伴有腹胀、便溏、胁肋胀满及肝区疼痛；多见于长期高脂饮食且血糖控制不理想的肥胖患者

● 居家调养原则

遵医嘱用药

糖尿病合并脂肪肝患者需要遵医嘱，合理服用降糖、降脂药物，认真治疗糖尿病，使血糖和糖基化血红蛋白等都在正常或接近正常水平。

坚持有氧运动

走路、跑步或游泳等有氧运动的能量消耗是静坐的几倍到几十倍。运动消耗的能量是由人体内储备的糖和脂肪氧化供应的，每天进行有氧运动，不仅可降低血脂水平，也可加强骨骼肌肉的脂代谢和糖代谢，稳定血糖和胰岛素水平。患者可根据病情和兴趣选择太极拳、散步、慢跑、游泳、爬山、自行车等中小强度的运动。运动时间应在饭后，以每周 4 次为宜。

戒烟、限酒

烟草中的尼古丁、一氧化碳会引发或加重动脉粥样硬化的发生和发展；少量饮酒对人体有利，多饮可加重肝脏负担、使血糖波动大，而且酒的热量高，多喝容易加重肥胖。

保证睡眠

熬夜伤肝，而且也不利于血糖的控制，每天晚上尽量 11 点前进入睡眠状态，以增加肝脏血流量，促进肝细胞修复，改善肝功能，减少脂肪对肝的损害。

● 饮食调养原则

限制摄入富含脂肪、胆固醇的食物

选用低脂食物,如植物油、酸牛奶。增加含维生素、膳食纤维高的食物,如水果、蔬菜、面包和谷类食物。少吃花生,花生中含油脂较多;少吃油煎食物。

胆固醇过高者应少食蛋黄、肉类、动物内脏、鸡皮、鸭皮、虾皮、鱼子、动物脑等胆固醇含量高的食物;甘油三酯过高者要忌糖、忌甜食。

少吃"精装版"食品

所谓的"精装版"食品指的是食物研磨得过于精细的食物,其所含的淀粉容易被人体消化吸收,继而使餐后血糖波动较大。糖尿病合并脂肪肝患者的主食之中应搭配部分粗粮,减少精细食品的摄入,以增加饱腹感,对控制血糖、血脂都有利。

同时,副食品以鱼类、瘦肉、豆类及其豆制品、各种新鲜蔬菜、水果为主,少食奶油、巧克力等含糖量过高的食物。

养成良好的饮食习惯

忌随意吃零食以及过分追求高营养和味浓的食物;晚饭应少吃,临睡前切忌加餐,以免体内脂肪过度蓄积,加重肝脏的负担。

多喝水,少喝饮料

平时每3小时应摄入300~500克水。饮用水的最佳选择是白开水、矿泉水及清淡的绿茶、菊花茶等,忌用各种饮料代替水。也可以每天用山楂30克、决明子15克,加开水冲泡代茶饮。

注意,市场上销售的各种碳酸饮料、功能型饮料糖分含量较高,如果长期饮用,不仅容易使人发胖、导致血糖升高,还会影响其他营养素的吸收,可导致营养不良、免疫力降低等问题。

多吃富含膳食纤维、维生素和矿物质的食物

糖尿病合并脂肪肝患者应多吃蔬菜,适当食用水果。蔬菜水果中的膳食纤维可促进胃肠蠕动,起到清肠排毒的功效,而且还能延缓身体对葡萄糖的吸收,避免餐后血糖快速上升。蔬菜水果中的维生素,对促进胰岛功能、增强胰岛素敏感性有益。同时,糖尿病合并脂肪肝患者还需要补充足量的矿物质,以增强机体脂质代谢功能。

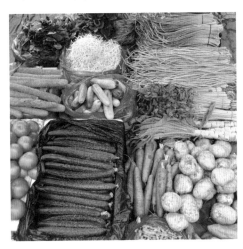

口蘑菜花

总能量	蛋白质	脂肪	糖类
约153千卡	6克	5克	20.2克

原料： 菜花350克，鲜口蘑100克，植物油5克，盐各适量。

做法：

1. 菜花用淡盐水浸泡15分钟，然后用清水冲洗干净，掰成小朵；口蘑洗净，切片；葱、姜洗净，分别切丝。

2. 锅里加水烧开，放入菜花，等水再次烧开，捞出菜花沥干。

3. 炒锅倒油烧热，爆香葱丝、姜丝，加入菜花、少许水烧开，放入口蘑、盐翻炒至熟即可。

功效： 这道菜富含维生素和矿物质，常食可防癌、降低血液胆固醇、减少心脏病与脑卒中的危险，且菜花中维生素C含量较高，尤其适合脂肪肝患者食用。

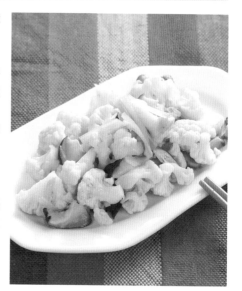

青椒丝炒鸡蛋

总能量	蛋白质	脂肪	糖类
约180千卡	11.5克	11克	8.5克

原料： 青椒200克，鸡蛋1个，植物油5克，盐2克。

做法：

1. 鸡蛋磕入碗中，打散，加盐搅匀；青椒洗净，去蒂及籽，切成丝。

2. 锅内倒油烧热，倒入鸡蛋液翻炒至熟，盛出。

3. 锅留底油烧热，加入青椒炒至断生，加鸡蛋炒匀，加盐调味即可。

功效： 青椒含有丰富的维生素C，可帮助糖尿病患者降低血糖和血脂。另外，鸡蛋中富含蛋白质和矿物质，适当食用有助于增强体质，提高免疫力。

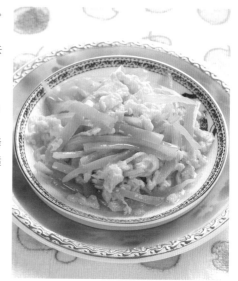

● 简易按摩法

阳陵泉穴：清热化湿，疏肝利胆

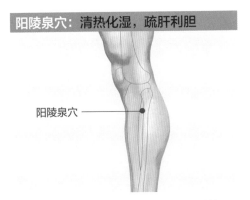

定位： 位于小腿外侧，在腓骨头前下方凹陷处。

按摩手法： 按摩时用拇指用力按住阳陵泉穴，按揉3分钟。两侧交替进行。

功效： 清热化湿，疏肝利胆，减肥消脂。

注意事项： 腿脚部位皮肤有破损的糖尿病患者不宜按摩这个穴位。

太冲穴：泻肝火，养肝气

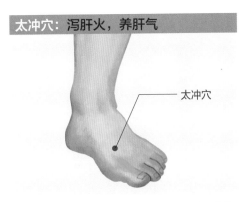

定位： 位于足背侧，在第一跖骨间隙的后方凹陷处。

按摩手法： 用拇指指尖对太冲穴进行垂直按压，一次持续5秒钟左右，进行到疼痛缓解为止。

功效： 能清肝泻火、养护肝气，还能帮助降血压、清利头目、舒缓情绪。

注意事项： 爱生闷气、郁闷、焦虑、忧愁难解的糖尿病性脂肪肝患者在情绪低落时进行按摩，效果更好。

足三里穴：降低脂肪肝

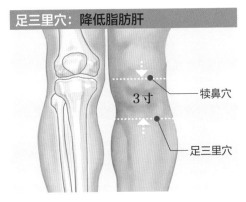

定位： 位于小腿前外侧，在犊鼻下3寸，距胫骨前缘一横指。

按摩手法： 保持坐位，小腿略向前伸，使腿与凳保持约120度，两手拇指分别放在足三里穴上按压至有酸胀感，连做3分钟。

功效： 调节脏腑，提高脏腑活力，促进脂肪代谢，降低血脂、血液黏度。

注意事项： 可晚上用温水洗完小腿、脚后再按摩，效果更好；腿脚部位皮肤有破损的糖尿病患者不宜按摩这个穴位。

肝俞穴：肝脏疾病"特效穴"

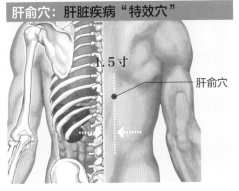

定位： 位于背部，在第九胸椎棘突下，旁开1.5寸。

按摩手法： 食指按压在肝俞穴上，做旋转运动，每侧3~5分钟。

功效： 调肝护肝，防治脂肪肝、慢性肝炎、胆囊炎等肝肾问题。

注意事项： 按摩时力道由轻到重至能承受为止。

糖尿病合并痛风

痛风也是糖尿病的常见并发症之一，一方面是因为糖尿病患者往往由于胰岛素抵抗，产生嘌呤代谢紊乱，从而造成高尿酸血症，引发痛风；另一方面是因为许多糖尿病患者存在慢性肾功能不全，造成尿酸排泄障碍而导致痛风。

糖尿病和痛风虽然在临床上表现不同，但却相互关联，在治疗时需要相互兼顾，同时患者需要注意调整生活、饮食方式，坚持适当锻炼、合理饮食，将体重控制在合理的范围，以增强体质，提高免疫力，缓解病情。

痛风的常见症状

◎ 突发一个或多个关节重度疼痛，多于夜间突然起病

◎ 关节红、肿、皮温升高，关节表面皮肤红紫、紧张、发亮等

◎ 可伴有发热（体温可达 38.5℃以上）、心率加快、全身不适感等

◎ 一般持续数日，常于 2 周内自行缓解，然后症状消失；病情加重者在发作后不积极治疗，发作期可达 3 周以上或更久

● 居家调养原则

糖尿病、痛风和肥胖有着非常密切的关系：肥胖不仅可导致胰岛素抵抗及高血糖，还可导致人体尿酸生成增加、排泄减少，引发高尿酸血症及痛风。所以，糖尿病合并痛风患者平时应坚持适当的体育锻炼，控制体重，增强体质和抗病能力，以远离痛风。注意，运动前应咨询医生，在医生的指导下合理运动，一般不主张痛风患者参加跑步等较强的体育锻炼。

同时，糖尿病合并痛风患者在生活中还要注意以下方面：

◎ **节制过频的性生活：** 中年男子一般以每周不超过 1 次为度。同时注意性卫生，避免尿路感染。当患者有明显的肾功能损害时则不宜进行性生活。

◎ **保持轻松、良好的心态：** 良好的心态有益于痛风的控制。患者应注意劳逸结合，避免过度劳累及精神紧张。

● 饮食调养原则

饮食"四低一多"

◎ **低嘌呤饮食：**在痛风急性发作期，应选用嘌呤含量很少或基本不含嘌呤的食品。在痛风缓解期，每日由膳食摄入的嘌呤含量限制在 100~150 毫克以内，膳食应以蔬菜瓜果为主。少喝肉汤、鱼汤、鸡汤等汤类，汤中嘌呤的含量较高。

◎ **低蛋白饮食：**控制蛋白质的摄入，每日蛋白质的摄入量占总能量的 10%~15%，或每千克理想体重给予 0.8~1.0 克蛋白质，同时以优质蛋白质为主。牛奶、鸡蛋不含核蛋白，建议将其作为蛋白质的主要摄入来源。

◎ **低热量饮食：**严格控制每日摄入的总热量，每天摄入的碳水化合物占总能量的 50%~60%。

◎ **低脂肪饮食：**脂肪摄入占总热量的 20%~25%，其中饱和脂肪酸、单不饱和脂肪酸、多不饱和脂肪酸比例约为 1:1:1，全日脂肪包括食物中的脂肪及烹调油总摄入量在 25 克以内。建议多采用蒸、煮、凉拌等方法烹调食物，以减少用油量。

◎ **多喝水：**每日喝水在 2000~3000 克为宜，可促进尿酸排出，以普通白开水、淡茶水、矿泉水、鲜果汁、菜汁等为宜。不要喝浓茶，浓茶会引起痛风发作。

三餐定时定量

每日三餐按比例控制，定时定量，同时要避免暴饮暴食，也不要过度饥饿，或者"饥一顿饱一顿"，以免血糖难以控制。

尽量远离酒精

酒精具有抑制尿酸排泄的作用，长期饮酒还可刺激嘌呤合成增加，而且一瓶啤酒就可使尿酸升高一倍。因此，糖尿病合并痛风患者不宜饮酒，更不能空腹饮酒。

少吃刺激性食物

辣椒、咖喱、胡椒、花椒、芥末、生姜等调料能兴奋自主神经，诱使痛风发作。同时，糖尿病合并痛风患者还要限制盐的摄入，每天食盐的控制量在 5 克以内。

多吃碱性食品

碱性物质可促进尿酸排泄，保护肾脏，如蔬菜、土豆、水果等，这些食物含有的维生素 C、泛酸、钾等营养素。

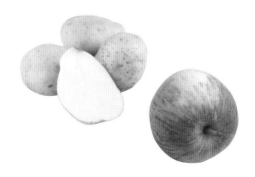

● 降糖食谱推荐

清炒彩色时蔬

总能量	蛋白质	脂肪	糖类
约135千卡	5克	5克	17克

原料： 红椒、青椒各100克，西葫芦、莴笋各100克，水发海带5克，植物油5克，盐、葱、姜各适量。

做法：

1. 红椒、青椒洗净去蒂除籽，切块；水发海带洗净切丝；西葫芦、莴笋切片；葱、姜切末。

2. 锅内放油烧热，加入葱、姜爆出香味，将红椒、青椒、水发海带、西葫芦、莴笋一起加入翻炒，加盐调味即可。

功效： 这道菜营养丰富，富含膳食纤维、维生素C和各种矿物质，既可延缓肠道对葡萄糖的吸收，还能利尿通便，促进尿酸的排泄。

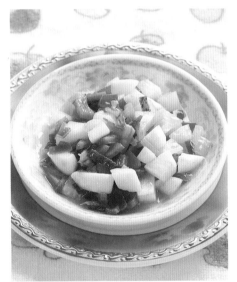

清炒三色时蔬

总能量	蛋白质	脂肪	糖类
约117千卡	5克	3克	17克

原料： 黄瓜250克，红椒、黄椒各100克，葱5克，盐2克，植物油3克。

做法：

1. 红椒、黄椒洗净，去蒂除籽，切片；黄瓜洗净，去蒂，切片；葱洗净，切末。

2. 炒锅置火上，倒入适量植物油，待油温烧至六成热时，放入葱末炒香，倒入红椒片、黄椒片和黄瓜片翻炒3分钟，用盐调味即可。

功效： 这道菜肴中的黄瓜具有清热利尿的解毒功效，彩椒富含维生素C和各种矿物质，糖尿病合并痛风的患者可以多吃。

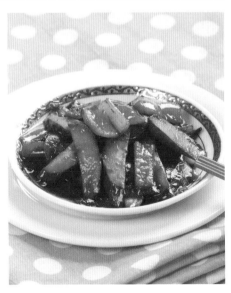

● 简易按摩法

昆仑穴：舒筋化湿，缓解疼痛

定位： 位于足部外踝后方，在外踝尖与跟腱之间的凹陷处。

按摩手法： 按摩时，用右手拇指按揉右脚外侧踝骨后方的昆仑穴 3~5 分钟，然后用左手拇指按揉左侧昆仑穴 3~5 分钟。

功效： 消肿止痛、散热化气、舒筋化湿，缓解关节疼痛红肿、关节炎、肩颈腰部肿胀疼痛等不适。

注意事项： 晚上用温水洗脚后按摩，效果更佳；穴位及周边皮肤有破损者不宜按摩。

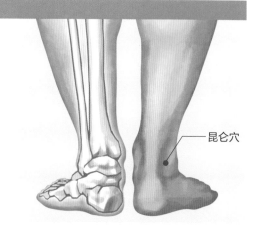

昆仑穴

膻中穴：理气、活血、通络

定位： 位于胸部，前正中线上，平第四肋间，两乳头连线的中点。

按摩手法： 每天用中指或用手掌大鱼际部先顺时针、后逆时针方向按揉膻中穴，反复 10 次。

功效： 理气活血、疏通经络，改善因气血瘀滞所致的关节红肿疼痛之症。

注意事项： 若配合睡前热水加浴盐泡澡 15~20 分钟，能更快缓解痛风。

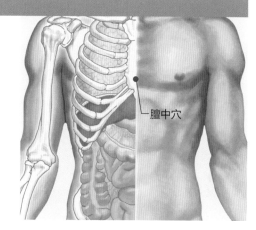

膻中穴

肩井穴：通全身阳气

定位： 位于肩上，前直乳中，在大椎穴与肩峰端连线的中点上。

按摩手法： 可让旁人帮助按摩，也可用右手中指按揉左侧肩井穴，用左手中指按揉右侧肩井穴。

功效： 畅通气血，缓解全身肿胀僵硬症状。

注意事项： 每次按揉大约 2 分钟至有酸胀感，效果会更明显。

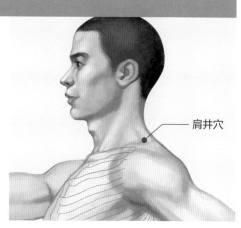

肩井穴

糖尿病合并冠心病

糖尿病的"目标"不仅是伤肾、伤血管，还伤心，其中冠心病就是糖尿病"伤心"留下的证据。

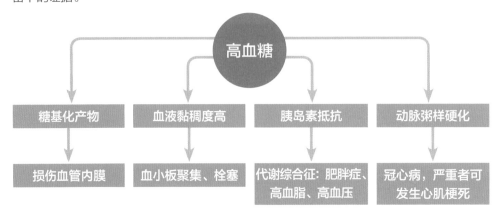

糖尿病合并冠心病患者可能会出现心脏病的各种症状，如心绞痛、胸闷气短等，而且还往往还伴发多种其他疾病，如高血压、高血脂、痛风、脑卒中等。因此，糖尿病患者需要注意血糖控制以及心血管的养护，科学合理地防止冠心病等并发症。

● 居家调养原则

糖尿病合并冠心病患者，不仅要注意严格控制血糖，还要注意心脏、血压的监护。对心悸较严重者，平时要严密观察脉搏、呼吸、面色、血压的变化，必要时可做心电图检查。血压过高或过低者，应定期测血压。

另外，在日常生活中，还要注意以下事项。

◎ **注意居室环境：**居室环境应温度、湿度适宜，向阳。睡眠环境应安静舒适，避免嘈杂，光线宜暗，床上被褥松软适宜。

◎ **保证睡眠：**有心慌、无力甚至心绞痛者要卧床休息，甚至绝对卧床。病情稳定时，要注意生活起居的规律性。

◎ **控制情绪：**应避免情绪激动及过度紧张、焦虑，遇事要冷静、沉着。当有较大的精神压力时应设法释放。多听听音乐，闲暇时可养花种草调养身心。

◎ **注意保暖：**冷暖刺激也可导致血糖、血压升高，从而影响到心脏，所以平时应关注天气，根据气温变化随时增减衣物。

● 饮食调养原则

糖尿病合并冠心病患者要严格控制每日热量摄入，还要合理分配三餐，以均衡营养，维持血糖稳定，防止热量摄入过多而导致肥胖。

每日总热量分配建议	
营养素	热量分配比例
碳水化合物	占总热量的50%~55%
蛋白质	占总热量的15%~20%
脂肪	占总热量的20%~25%

一日三餐热量分配建议	
餐次	热量分配比例
早餐	占总热量的30%
午餐	占总热量的50%
晚餐	占总热量的20%

同时，糖尿病合并冠心病患者平日饮食还需要注意以下方面：

养成良好的饮食习惯

◎ 少量多餐，定点用餐，不宜吃得过饱、过多。

◎ 避免暴饮暴食，以防止心肌梗死的发生。

◎ 少用或不用浓茶、咖啡、辣椒、芥末、酒等，减少对神经系统的刺激。

限制精制糖类摄入

精制糖类摄入不超过总碳水化合物摄入量的10%，越少越好。应以含膳食纤维较多的淀粉类食物为主。建议适量食用粗粮，粗粮属于高膳食纤维食物，可延缓胃肠对葡萄糖的吸收，从而起到稳定餐后血糖的作用。

限制脂肪摄入的质和量

一般认为膳食中的多不饱和脂肪酸、饱和脂肪酸、单不饱和脂肪酸之比以1:1:1为宜。每日胆固醇摄入量应控制在300毫克以下，有助于降低血清胆固醇的含量。

严格限制盐的摄入量

糖尿病合并冠心病患者应选择低盐食物，远离熏肉、方便面、咸味饼干、咸鱼、咸蛋、酱菜等高盐食物。盐的每日摄入量应限制在2~5克，以减轻心脏负担。

增加膳食纤维、维生素和矿物质的摄入

多吃富含维生素C、维生素E和镁的绿色蔬菜及含糖量低的水果，多吃降血脂的食物，以改善心肌营养代谢，预防血栓发生。

糖尿病合并冠心病重点补充营养素

营养素	功效	食物来源
维生素 E	维生素 E 可以提高机体对于缺氧的耐受能力，避免冠状动脉因缺氧而导致的疾病，这对心脏病患者极为重要。维生素 E 还可增强血管壁的弹性、减少血凝块的危险，预防心肌缺血。	猕猴桃、菠菜、圆白菜、莴笋、甘薯、山药、杏仁、榛子、胡桃、压榨植物油（包括葵花子油、芝麻油、玉米油、橄榄油、花生油、山茶油等）等。此外，红花、大豆、小麦胚芽、鱼肝油都含有一定含量的维生素 E，含量最为丰富的是小麦胚芽。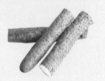
镁	镁是维持心脏正常运作的重要元素，能辅助心脏顺利搏动，将血液运送至全身，如果体内镁的含量不足，会造成血管收缩，进而导致血压上升。研究也显示，血液中镁含量正常者，动脉硬化的发生率较低。	小麦胚芽、燕麦、糙米、紫菜、海带、花生、核桃、杏仁、牛奶、黄豆、鲑鱼、鲤鱼、鳕鱼、绿色蔬菜、大蒜、无花果、柠檬、苹果、香蕉、葡萄柚等。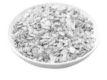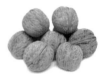
硒	硒是强抗氧化剂，能及时清除体内的有害自由基，防止人体血管老化，预防心肌梗死、脑卒中等心血管疾病的发生。硒可增加冠状血管的血流量，改善微循环，降低心肌耗氧量，还能加速受损心肌细胞修复。	猪肉、羊肉、动物内脏、芝麻、蘑菇、金针菇、苋菜、大蒜、小麦胚芽、海米、海参、鱿鱼、鲜贝、带鱼、螃蟹、松花鱼、黄鱼、龙虾、豆油等。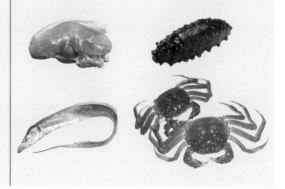

● 降糖食谱推荐

冬瓜鲤鱼汤

总能量	蛋白质	脂肪	糖类
约 288 千卡	28 克	18 克	3.4 克

原料：鲤鱼 240 克，冬瓜 100 克，姜、葱、盐各适量。

做法：

1. 将冬瓜洗净切块；葱切成小段，姜片切好备用。

2. 将鲤鱼、冬瓜、姜片、葱段放入锅中，加入适量水同煮。先用大火烧开，然后改中火煮至鱼熟、冬瓜变透明，加入调料即可。

功效：健脾除湿、利水排毒，可帮助糖尿病患者控制血糖、血压、血脂，预防冠心病。

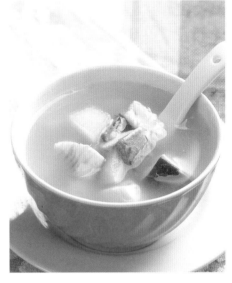

金针豆芽汤

总能量	蛋白质	脂肪	糖类
约 135 千卡	2.5 克	5 克	17 克

原料：鲜金针菇 200 克，豆芽 100 克，盐 2 克，香油 5 克，葱适量。

做法：

1. 豆芽择洗干净；金针菇去根，洗净，入沸水中焯透，捞出；葱切碎。

2. 汤锅置火上，加入适量水，大火煮沸后放入豆芽和金针菇煮 3 分钟，加盐调味，加葱末、滴香油搅匀即可。

功效：降血脂、润肠排毒，适合气血不足、肥胖的糖尿病患者食用，有助于预防肥胖和心血管疾病。

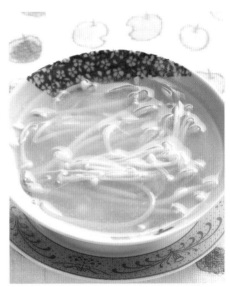

● 简易按摩法

神门穴：治"心"之要穴

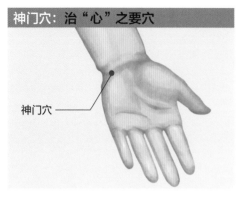

神门穴

定位： 位于腕部，腕掌侧横纹尺侧端，尺侧腕屈肌腱的桡侧凹陷处。

按摩手法： 右手大拇指按左手神门穴 5~10 次，再用同样的方法以左手按摩右手神门穴 5~10 次。

功效： 刺激心情气血，增进心脏功能。

注意事项： 刺激神门穴用力不要过重，以有轻微酸胀感为宜。

劳宫穴：益心强身，防治心绞痛

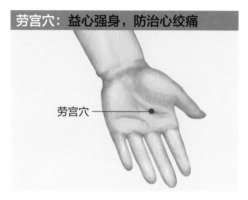

劳宫穴

定位： 位于手掌心，在第二、第三掌骨之间偏于第三掌骨，握拳屈指时中指尖处。

按摩手法： 握拳，拇指弯曲，用凸起处按压劳宫穴。

功效： 清心泄热、强健身体、消肿止痛，缓解心绞痛。

注意事项： 如果糖尿病患者有失眠、神经衰弱的症状，可配合脚底的涌泉穴进行调理。

膻中穴：保护心脏，抵御外邪

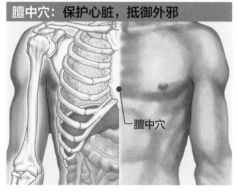

膻中穴

定位： 位于胸部，前正中线上，平第四肋间，即两乳头连线的中点。

按摩手法： 用一手拇指或中指按在膻中穴上，其余四指轻扶体表或握空拳，腕关节轻轻摆动，使着力部分带动该处的皮下组织做回旋揉动。

功效： 宽胸理气，调节心脏功能。

注意事项： 按摩时注意力度，以感觉略微酸胀为宜，不宜太过于用力，以免产生不适。

极泉穴：改善心脏供血

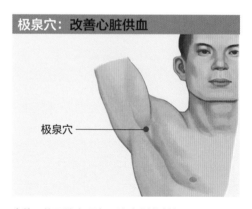

极泉穴

定位： 位于腋窝顶点，腋动脉搏动处。

按摩手法： 用左手按右腋窝，右手按左腋窝，反复揉压直至出现酸、麻、热的感觉。

功效： 改善心脏供血，缓解心悸、心痛、胸闷气短等不适。

注意事项： 按摩时，用力要均匀温顺。开始时可适当轻缓，稍后再慢慢加大气力，以手臂产生酸麻感为佳。按摩的同时，患者最好能配合做深呼吸的动作。